LA NUEVA CURA
BÍBLICA
PARA EL CÁNCER

DR. DON COLBERT

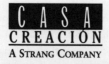

CASA
CREACIÓN
A STRANG COMPANY

La nueva cura bíblica para el cáncer por Dr. Don Colbert
Publicado por Casa Creación
Una compañía de Strang Communications
600 Rinehart Road
Lake Mary, Florida 32746
www.casacreacion.com

A menos que se indique lo contrario, todos los textos bíblicos han sido tomados de la *Santa Biblia*, versión Reina-Valera, revisión 1960. Usada con permiso.

Las citas bíblicas marcadas con NVI han sido tomadas de la *Santa Biblia*, Nueva Versión Internacional. Copyright © 1999 por la International Bible Society. Usada con permiso.

Partes de este libro fueron anteriormente publicadas como *La cura bíblica para el cáncer* por Casa Creación, ISBN 978-0-88419-804-8 copyright © 2001.

Este libro contiene las opiniones e ideas de su autor. Es únicamente para propósitos informativos y educativos, y no debería considerarse como sustituto del tratamiento médico profesional. La naturaleza del estado de salud de su cuerpo es compleja y única; por tanto, debería consultar a un profesional de la salud antes de comenzar cualquier nuevo programa de ejercicios, nutrición o suplementos, o si tiene preguntas sobre su salud. No realice ningún cambio a su medicación actual sin el consejo de su médico. Ni el autor ni la editorial estarán obligados o serán responsables de cualquier pérdida o daño que supuestamente pudiera surgir de alguna información o sugerencia en este libro.

Las afirmaciones en este libro sobre productos consumibles o alimentos no han sido evaluadas por la FDA (Departamento de Control de Alimentos y Medicamentos). La editorial no es responsable de sus necesidades concretas de salud o alergias que puedan requerir supervisión médica. La editorial no es responsable de ninguna reacción adversa al consumo de alimentos o productos que hayan sido sugeridos en este libro.

Aunque el autor ha hecho todos los esfuerzos por proporcionar números de teléfono y direcciones de la Internet exactos en el momento de la publicación, ni la editorial ni el autor asumen ninguna responsabilidad por errores o cambios que se produzcan después de la publicación.

Traducido por: Belmonte Traductores
Director de diseño: Bill Johnson

Library of Congress Control Number: 2010930808
ISBN: 978-1-61638-094-6
10 11 12 13 * 7 6 5 4 3 2 1
Impreso en los Estados Unidos de América

ÍNDICE

UNA NUEVA CURA BÍBLICA CON NUEVA ESPERANZA PARA EL CÁNCER

E
N PRIMER LUGAR, la mala noticia: el cáncer es la segunda causa principal de muerte en los Estados Unidos, por detrás de las enfermedades cardiovasculares, llevándose la vida de más de medio millón de personas cada año. Hay también aproximadamente un millón y medio de nuevos casos cada año. El cáncer causa casi una de cada cuatro muertes. Los hombres afrontan un riesgo de desarrollar cáncer ligeramente inferior a uno de cada dos en la vida, mientras que las mujeres afrontan una probabilidad un poco superior a uno de cada tres. Si es usted fumador, tiene veintitrés veces más probabilidad de desarrollar cáncer que si no fuma. Debido a esas posibilidades, es muy probable que usted o alguno de sus seres queridos afronte el cáncer en su vida. El cáncer le cuesta a EE.UU. más de 228 mil millones de dólares al año.[1]

¿Cuál podría ser la buena noticia después de todo eso? Muy sencillamente, esta: el cáncer puede vencerse y prevenirse. De hecho, el cáncer está en declive, y quienes han sobrevivido al cáncer están viviendo más tiempo y más sanos que nunca antes.[2]

Más de dos terceras partes de las causas del cáncer son cosas que están dentro de nuestro control diario.[3] También hay alimentos y nutrientes que podemos añadir a nuestra rutina diaria para reducir nuestros riesgos aún más. El cáncer puede que sea un problema de

tamaño Goliat en los Estados Unidos actualmente, pero usted tiene
de su lado al mismo Dios que ayudó a quien mató a Goliat. Si usted
le pide a Él y presta atención a su sabiduría, puede derrotar también al
gigante del cáncer.

Su primera victoria sobre el cáncer debe estar en el campo de batalla
del temor. La mayoría de las personas quieren enterrar su cabeza en la
arena e ignorar este tipo de problema, pero sencillamente por haber
escogido este libro, ha demostrado que es usted diferente. Le aliento a
que tome la valiente decisión de enfrentarse a este gigante y sobrepasar
el temor para descubrir la esperanza y la fe que son posibles mediante
La nueva cura bíblica para el cáncer.

El camino hacia la victoria es más claro y está mejor trazado en la
actualidad que nunca antes. La medicina moderna, junto con terapias nutricionales de vanguardia —todas ellas fundamentadas en la
buena nutrición y sólidos principios para vivir diariamente— hacen
que la amenaza del cáncer sea mucho menos letal de lo que antes era.
Añadamos a esto una valiente fe cristiana para agarrarse a las promesas
de Dios en la Escritura para su salud, y usted tiene todo lo que necesita
para armarse contra este temible Goliat y equiparse para afrontar
cualquier arremetida física o espiritual. Después de todo, la Palabra
de Dios dice:

> Bendice, alma mía, a Jehová, y no olvides ninguno de sus
> beneficios. El es quien perdona todas tus iniquidades, El
> que sana todas tus dolencias.
>
> —SALMO 103:2-3

Yo he sido testigo personalmente de personas que han luchado esta
batalla contra el cáncer y han salido triunfantes. Esta guerra puede
ganarse, y muchos ya la han ganado. Sin embargo, vale más prevenir

que curar, y sólidos principios dietéticos nutricionales y de estilo de vida previenen el cáncer.

Sin embargo, la batalla debe comenzar hoy. Cada día, su sistema inmunitario necesita estar preparado para detectar y destruir células cancerígenas antes de que tomen ventaja. Alrededor de usted y en su interior hay una multitud de agentes causantes de cáncer que están en el aire que respira, los alimentos que come y las bebidas que bebe. La información que hay en este libro le mostrará qué hacer para armar su sistema inmunitario, enfocándose especialmente en cómo la nutrición puede ser un jugador clave en esta pelea. Dios ha proporcionado agentes tanto naturales como sobrenaturales para batallar contra el cáncer y ayudarle a ganar la guerra. Debido a todo esto, no tiene usted nada que temer. Después de todo, "no nos ha dado Dios espíritu de cobardía, sino de poder, de amor y de dominio propio" (2 Timoteo 1:7).

Bienvenido a otro libro lleno de esperanza de la serie La cura bíblica para ayudarle a saber cómo mantener el templo de su cuerpo sano y en forma. En esta serie de libros usted descubrirá el divino plan de Dios de salud para cuerpo, alma y espíritu mediante la medicina moderna, la buena nutrición y el poder medicinal de la Escritura y la oración.

Publicado originalmente con el título de *La cura bíblica para el cáncer* en 1999, *La nueva cura bíblica para el cáncer* ha sido revisado y actualizado con los últimos estudios médicos sobre esta enfermedad. Si lo compara con la edición anterior, verá que también es más extenso, lo cual me permite desarrollar mucho más la información proporcionada en la anterior edición y darle un conocimiento más profundo de lo que usted afronta y cómo vencerlo.

Lo que sigue inalterado de la edición anterior son los pasajes de la Escritura intemporales, transformadores y sanadores a lo largo del libro, los cuales fortalecerán y alentarán su espíritu y su alma. Los principios, verdades y pautas ya demostrados en estas páginas afianzan las perspectivas prácticas y médicas contenidas también en este libro. Enfocarán de manera eficaz sus oraciones, pensamientos y actos, a fin de que usted pueda sumergirse en el plan de Dios de salud divina para usted, un plan que incluye victoria sobre el cáncer.

Otro cambio desde que se publicó *La cura bíblica para el cáncer* es que he publicado un libro muy importante: *Los siete pilares de la salud*. Le aliento a que lo lea, porque los principios de salud que contiene son el fundamento para una vida sana que afectará a todas las demás áreas de su vida. Este libro prepara el escenario para todo lo que usted leerá en cualquier otro de mis libros, incluyendo este.

Es mi oración que estas sugerencias espirituales y prácticas para la salud, la nutrición y la puesta en forma produzcan sanidad en su vida, aumenten su entendimiento espiritual, y fortalezcan y prolonguen su capacidad de adorar y servir a Dios.

—DR. DON COLBERT

Una oración de **LA CURA BÍBLICA** para usted

Jesús, te doy gracias porque moriste en la cruz para librarme del temor y para vencer el poder de la enfermedad y la muerte. Te doy gracias porque tu nombre es sobre todo nombre, y el poder del cáncer es roto en mi vida y en las vidas de mis seres queridos. Señor Jesús, toca mi cuerpo en este momento con tu poder sanador. Limpia mi mente de temor y mi cuerpo de enfermedad. Dame sabiduría para vivir una vida sana que te honre a ti por ser el maravilloso Creador que eres. En el poderoso nombre de Jesucristo, según la Palabra de Dios, declaro que en Cristo tengo victoria sobre el cáncer. El poder de esta enfermedad es roto en mi vida y en las vidas de aquellos a quienes amo. Amén.

Capítulo 1

APLASTAR LA REBELIÓN
DE LAS CÉLULAS

E LEANOR ROOSEVELT DIJO: "Obtengo fortaleza, valentía y confianza mediante cada experiencia en la cual debo detenerme y mirar al temor a la cara".[1] Eso es exactamente lo que necesitamos hacer ante el cáncer. Aunque el cáncer ha sido un asesino de tamaño Goliat en décadas recientes, está en declive porque cada vez más personas están aprendiendo que se le puede vencer y están cambiando sus hábitos en consecuencia. La sabiduría de Dios sobre cómo deberíamos vivir y lo que deberíamos comer está en la base de todos aquellos que están previniendo y venciendo el cáncer en la actualidad mediante una mejor nutrición, una vida sana y una fe vencedora. Entender esta sabiduría es más importante hoy que nunca.

Además de los poderosos avances experimentados en el campo médico, suceden cada día milagros por el toque sanador de Dios. Se realizan milagros instantáneos en un momento mediante el poder del Espíritu Santo. Yo he visto a muchas personas cuyo triunfo sobre el cáncer, aún en sus etapas avanzadas, sólo puede describirse como milagroso. Y conozco a otros médicos que estarían de acuerdo en que también ellos han sido testigos de tales ejemplos dramáticos. Sin embargo, en general, Dios *no* hará lo que usted *puede* hacer. Debe usted cambiar su dieta y su estilo de vida para prevenir el cáncer.

También he sido testigo de muchas otras sanidades que tuvieron lugar durante un largo periodo de tiempo. Esos pacientes oran, confían en la Palabra de Dios, y utilizan terapias naturales que incluyen una dieta sana, buena nutrición, suplementos, medidas de desintoxicación y cambios en el estilo de vida. Este enfoque proporciona un arsenal de armas para luchar con los muchos factores que causan cáncer.

> Quien llevó él mismo nuestros pecados en su cuerpo sobre el madero, para que nosotros, estando muertos a los pecados, vivamos a la justicia; y por cuya herida fuisteis sanados.
>
> —1 PEDRO 2:24

EL DISEÑO DE DIOS PARA EL CUIDADO PERSONAL DE LA SALUD

A fin de entender cómo la cura bíblica derrota al cáncer, es importante saber primero cómo se desarrolla el cáncer. En realidad utilizamos la palabra *cáncer* para describir un vasto y variado número de procesos que son tan complejos y extensos que la ciencia sigue trabajando sin detenerse para tratar de entenderlos y ponerles nombres a todos. Los investigadores están lejos de entender completamente todos los elementos que pueden causar cáncer, al igual que todos los diferentes procesos anormales en el cuerpo que le permiten crecer y extenderse. Sin embargo, habiendo dicho eso, todos ellos sí parecen seguir un patrón general parecido, y al hacer lo que podamos para prevenir ese patrón también podemos prevenir que el cáncer se forme, evitar que se extienda, o a veces hasta hacer que se autodestruya.

Quizá la mejor analogía para entender cómo se forma el cáncer sea pensar en su cuerpo como una nación compuesta de diferentes ciudades y pueblos que tienen todos ellos funciones que contribuyen a la salud del conjunto general. Esas ciudades tienen que trabajar juntas y comunicarse unas con otras mediante varios sistemas, como los sistemas cardiovascular, linfático y nervioso, los cuales actúan como autopistas para transportar nutrientes, enviar señales o llevarse desechos. Cada ciudad está formada por millones de células y cada una de ellas realiza una función única. Todas sus "ciudades" juntas albergan aproximadamente a 60 billones de células. El cuerpo está produciendo nuevas células todo el tiempo a medida que necesita una cosa u otra; cada célula entonces realiza su tarea y finalmente muere después de cierto periodo de tiempo a fin de que el cuerpo pueda mantener equilibrios de lo que necesita y lo que no necesita. Esas células muertas son entonces eliminadas y sustituidas por células nuevas. De hecho, su cuerpo sustituye aproximadamente del 90 al 95 por ciento de su masa a nivel celular aproximadamente cada dos años mediante la sana creación, función, muerte y entonces eliminación de sus células.

Las células son fabricadas según el código genético que está incrustado en cada una y en su mayor parte según su propia especie. En otras palabras, las células intestinales producen otras células intestinales, células endoteliales (las que forman las paredes interiores de sus vasos sanguíneos) producen otras células endoteliales, las células hepáticas producen otras células hepáticas, y así sucesivamente. Desde luego, con tantos miles de millones de células nuevas que se están creando todo el tiempo, de vez en cuando se produce un error: una "errata" en la copia de las partes correctas del código genético en la producción de una célula nueva. Esto puede ser simplemente un error, o puede ser causado por cualquier número de *carcinógenos*, entre los que se incluyen radicales libres, contaminantes externos o radiación, sólo por nombrar unos cuantos. Lo cierto es que esas erratas suceden con bastante frecuencia y aunque son potencialmente la primera etapa del cáncer, la mayoría de las veces no se convierten en cáncer porque son manejadas por "el cuerpo de policía" de su sistema inmunitario sin mayor incidente.

El sistema inmunitario es a la vez el sistema más pequeño y más grande del cuerpo. No tiene órganos ni caminos propios y está constituido por numerosas células, incluyendo linfocitos (glóbulos blancos), fagocitos, células asesinas naturales (AN) y otros componentes, incluyendo anticuerpos, complemento e interferonas. Estas células inmunológicas viajan a través de todos los sistemas del cuerpo como diminutos "oficiales de policía" buscando invasores o rebeldes a los que capturar y expulsar. Las células inmunológicas saben cómo identificar células y sustancias en el cuerpo que sean amigables y nativas (células normales, proteínas, enzimas, etc.) u hostiles y extrañas (bacterias, virus, células muertas, "erratas", antígenos, etc.). Cuando las células inmunológicas encuentran a estas últimas, hablando figuradamente las agarran, las neutralizan y después las escoltan hasta la salida más cercana como mejor pueden. Los soldados de infantería del sistema inmunológico son los linfocitos, de los cuales hay dos tipos: linfocitos T, que provienen del timo, y linfocitos B (células B), que provienen de la médula ósea.

De esos diminutos "agentes del orden" dentro del cuerpo, las células AN son los luchadores anticáncer más potentes. Aunque la mayoría de linfocitos del sistema inmunológico están especialmente diseñados para luchar con un "invasor" concreto (que es como se forma la inmunidad a una nueva enfermedad), las células AN pueden atacar y destruir células rebeldes que nunca antes hayan visto. Esto les da un rango y una eficacia mucho mayores que los linfocitos y fagocitos. Entender qué hacer para mantener estas células en niveles sanos y máximo rendimiento es una de las mejores cosas que podemos hacer para prevenir el cáncer y luchar contra él.

Cuando el sistema inmunológico está trabajando eficazmente, estamos sanos y nos desarrollamos, pero cuando se debilita o se abruma, podemos caer "enfermos" de varias maneras. Cuando esto sucede durante un largo periodo de tiempo, abrimos la puerta para que el cáncer se forme y se extienda en nuestro cuerpo.

CÓMO SE CONVIERTEN EN CÁNCER LAS ERRATAS

Así que ya ve que simplemente porque el cuerpo produzca erratas — de las que científicamente hablamos como *mutaciones*— no significa que usted tenga cáncer. De hecho, su cuerpo normalmente produce numerosas mutaciones cada día sin problema alguno porque su sistema inmunológico está por encima. Esas células mutadas no son cancerígenas por sí mismas y, como regla, son fácilmente manejadas por el sistema inmunológico. Esas células mutadas, sin embargo, son obreras inútiles en el cuerpo, mal equipadas para realizar la función para la cual fueron creadas o, por esa razón, cualquier otra función útil para el cuerpo.

El problema comienza cuando esas células inútiles comienzan a reproducirse a sí mismas, haciendo copias duplicadas de sus propias identidades erróneas. A este proceso nos referimos como *iniciación* del cáncer. Las células *iniciadas* no pueden ser reparadas o revertidas; sólo pueden ser destruidas y eliminadas. La *iniciación* es similar a la extensión de una rebelión o motín, ya que las células concretas ya no realizan la función para la cual fueron diseñadas sino que simplemente reproducen otras células rebeldes. Tampoco muestran lealtad alguna a los mandatos normales del cuerpo, replicándose sin que se les diga que lo hagan. Sin embargo, las células iniciadas aún no son células de cáncer.

Aun así, las células iniciadas pueden convertirse en cáncer cuando se encuentran con un *promotor*. Los *promotores* son sustancias cancerígenas, incluyendo ciertas hormonas, que impulsan a las células iniciadas a comenzar a reproducirse rápidamente y a veces incontrolablemente. Los promotores no tienen efecto alguno en las células normales, y normalmente el proceso de promoción puede ser revertido; así, es posible disolver tumores, pero la promoción es el primer paso donde las células mutadas son realmente consideradas cancerígenas.

En la tercera etapa que atraviesan las células mutadas está la *etapa de progresión*. En esta etapa, la célula mutada y transformada obtiene su independencia y se vuelve maligna e invasiva. Comienza a invadir los tejidos circundantes y es capaz de una reproducción infinita. Es resistente a la apoptosis, o suicidio celular. Forma nuevos vasos sanguíneos y se metastatiza. Estos tumores cancerígenos comienzan a formar nuevos vasos sanguíneos para alimentarse a sí mismos y también invadir el cuerpo y extenderse por él, inclinados hacia la destrucción y la interrupción de procesos normales, destruyendo por completo todo lo que encuentran. Estos tumores no sólo compiten por alimento con las células normales, sino que también debilitan más "el funcionamiento general" en el cuerpo. Para empeorar aún más las cosas, estas células nunca llegan a madurar por completo, permaneciendo en una perpetua rebelión adolescente. Finalmente, si no son detenidas, dañarán y destruirán todo lo que encuentren hasta el punto de matar al mismo cuerpo que las alimenta.

Este es un proceso largo y complicado que necesita años y requiere la ruptura de varios sistemas de defensa para que el cáncer crezca y se desarrolle. Por eso la probabilidad de cáncer aumenta con la edad. Hay muchos otros factores que tienen un grave efecto en nuestro cuerpo, por ejemplo: fumar, una mala nutrición, falta de sueño, pocas células asesinas naturales, susceptibilidades genéticas, exposición a contaminación, radiación, contaminantes y toxinas, estrés excesivo, trauma, obesidad, falta de ejercicio, bajos niveles de oxígeno en nuestro cuerpo, abuso del alcohol, o cualquier otro número de diversos factores contribuyentes. De hecho, hay al menos cinco cosas diferentes que deben suceder a fin de que el cáncer se desarrolle y crezca.

Un hecho de salud de LA CURA BÍBLICA

Los cinco puntos esenciales para el crecimiento del cáncer

1. Células iniciadas se replican sin recibir señales químicas del cuerpo ordenándoles que lo hagan.
2. Células iniciadas ignoran órdenes de dejar de crecer o de morir (*apoptosis*, muerte celular programada), dadas por células cercanas que las perciben como una amenaza.
3. El tumor que se está formando "engaña" al sistema inmunológico de alguna manera de modo que el sistema inmunológico no identifique, ataque o mate a las células de cáncer, permitiendo así que el tumor siga vivo y se reproduzca sin interrupción.
4. El tumor "secuestra" flujo sanguíneo —con frecuencia formando nuevos caminos de vasos sanguíneos en un proceso denominado *angiogénesis*— a fin de obtener los nutrientes que necesita para crecer.
5. El tumor se hace lo bastante grande y comienza a romper partes de él mismo para extenderse (un proceso llamado *metástasis*) y comienza nuevas colonias cancerosas por el cuerpo en varios órganos y sistemas diferentes.

CONTROLAR EL PUNTO DE INCLINACIÓN

Para que todo eso suceda, algo tiene que "inclinar la balanza" en la dirección equivocada. La buena noticia sobre eso es que significa que la balanza también puede ser inclinada en la dirección correcta y, por extraño que parezca, no hay tantas cosas distintas que usted tenga que hacer para comenzar a "inclinar" la ventaja contra el cáncer a su favor.

De hecho, aproximadamente dos terceras partes de los riesgos de cáncer pueden reducirse abordando dos áreas: (1) dejar de fumar o evitar el humo en el ambiente, y (2) comer una dieta adecuada y nutritiva. Hay más de 4,000 productos químicos en el humo de los cigarrillos; al menos 250 se sabe que son dañinos, y se ha descubierto que más de 50 son causantes de cáncer.[2] Usted reducirá su riesgo de contraer cáncer aproximadamente en un 30 por ciento al dejar de fumar, y aproximadamente otra tercera parte puede ser controlada comiendo adecuadamente y obteniendo los nutrientes y suplementos adecuados. Usted puede añadir un 5 por ciento adicional de descenso de riesgo de cáncer si incluye ejercicio y mantiene un peso sano.[3] Así, si usted no fuma ni está con fumadores, lo más importante que puede hacer es seguir esta cura bíblica para ajustar su dieta, tomar nutrientes y suplementos concretos, hacer ejercicio regularmente y mantener un peso sano para su altura.

De la tercera parte restante de riesgos de cáncer, aproximadamente la mitad de ellos (15 por ciento) tiene que ver con factores hereditarios o genéticos. Aproximadamente un 5 por ciento se debe a infecciones como el PVH (papilomavirus humano) causante de cáncer cervical y otro 5 por ciento se debe a exposición tóxica. Por ejemplo:

- La Agencia de Protección Ambiental (EPA) ha clasificado el benceno como un cancerígeno de clase A debido a su vinculación con un elevado riesgo de leucemia. Se utiliza en muchos de los productos que nos encontramos cada día: limpiadores de alfombras, fluidos de limpieza, acondicionadores, detergentes, tintes, esmaltes en atomizador, muebles, gasolina, lacas de uñas, pintura, disolventes de pintura, plásticos, disolventes, quitamanchas, atomizadores acrílicos, pinturas, lacas, suelos de vinilo, rematadores de madera, disolventes y conservantes de la madera, y muchos otros productos hechos por el hombre.[4]

- Disolventes de percloroetileno (también llamado perc, PCE y tetracloroetileno) y 1-1-1 tricloroetano, que se encuentran en quitamanchas y limpiadores de alfombras, pueden causar daños al hígado y el riñón si se ingieren. El perc, determinado como carcinógeno por el Departamento de Salud y Servicios Humanos, ha causado tumores de hígado y riñón en animales de laboratorio.[5] El perc se utiliza comúnmente en la limpieza en seco.

- Se añade cloro al agua potable pública como medida de salud pública para matar microorganismos. Pero el cloro no es totalmente seguro. Puede combinarse con materiales orgánicos para formar *trihalometanos*: una sustancia promotora de cáncer. El cáncer de vejiga se ha relacionado con el agua clorada para beber en diez de los once estudios más confiables.

El pequeño porcentaje restante está compuesto por exposición a alcohol, drogas, exposición a rayos ultravioletas, contaminación, o un puñado de otros factores demasiado pequeños en porcentaje y demasiado numerosos para enumerarlos aquí.[6]

Es de notar que la Biblia tenga respuestas para la vasta mayoría de estos factores de riesgo. Por ejemplo, los antiguos textos hebreos de la Biblia revelan pautas para comer que pueden disminuir su riesgo de cáncer. Una de tales cosas es la directiva de evitar grasas animales. Como declara la Biblia:

> Éste será un estatuto perpetuo para los descendientes de ustedes, dondequiera que habiten: No se comerán la grasa ni la sangre.
>
> —LEVÍTICO 3:17, NVI

La grasa a que se refiere este pasaje proviene de la grasa visceral que rodea órganos o las partes de carne que contienen las sustancias más peligrosas: esta grasa no sólo contiene toxinas, pesticidas y otros productos químicos, sino que también contiene lipoproteínas de baja densidad, o lo que comúnmente conocemos como colesterol LDL. Como verá usted en los capítulos siguientes, la Escritura también sugiere que las frutas y verduras crudas proporcionan la mejor nutrición para nuestro cuerpo. Se producen problemas en la dieta promedio occidental cuando las comidas diarias pasan por alto las pautas bíblicas y consisten en:

- Excesiva ingesta de carnes
- Excesiva grasa animal y otras grasas, incluyendo aceites inflamatorios y tóxicos, grasas trans y alimentos fritos
- Excesivo azúcar y alimentos muy glicémicos (como harina blanca), los cuales debilitan el sistema inmunológico
- Alimentos desvitalizados, incluyendo sal, alimentos procesados, comida basura y muchas comidas rápidas

- Toxinas en nuestros alimentos, como nitritos y nitratos en alimentos procesados y carnes ahumadas y curadas

- Metales pesados, incluyendo el mercurio (que se encuentra en muchos pescados y empastes de plata), al igual que otros metales y productos químicos tóxicos

Afortunadamente, Dios nos ha proporcionado medios naturales y también poder sobrenatural para vencer cualquiera y todos los riesgos de permitir que el cáncer se desarrolle a sus anchas en nuestro interior. Así que no tire la toalla. No se rinda. No ceda al temor. Cáncer no es la última palabra; ¡la Palabra de Dios sí lo es!

Recuerde siempre que usted no está indefenso contra el cáncer. Puede comenzar ahora a dar algunos pasos prácticos y positivos hacia derrotarlo. Sencillamente comience a poner en práctica mis "recetas" sugeridas en cada capítulo (sin embargo, ya que no puedo darle todas las respuestas para su situación única, consulte siempre con un médico también para decidir el plan de prevención o de tratamiento que sea mejor para usted).

El gran cantante de *gospel*, Pearl Bailey, dijo una vez: "Las personas ven a Dios cada día; simplemente no le reconocen".[7] En su batalla con el cáncer, busque a Dios en todo lo que le rodea. Reconozca su presencia en todo lo que usted hace, porque Él cuida de usted con un amor que es más profundo que los océanos.

> Dios es nuestro amparo y fortaleza, nuestro pronto auxilio en las tribulaciones. Por tanto, no temeremos, aunque la tierra sea removida, y se traspasen los montes al corazón del mar.
>
> —Salmo 46:1-2

Una oración de **LA CURA BÍBLICA** para usted

*Padre, en el nombre de Jesús te pido que tu poder sanador llene
mi cuerpo y que la presencia del Espíritu Santo haga tropezar el
ciclo causante de cáncer en mi interior. Te pido que tu Espíritu
Santo vigorice mi sistema inmunológico, el cual tú diseñaste para
mantenerme sano, y lo guíe a eliminar todas las células mutadas.*

*A medida que lo haces, me comprometo a añadir la sabiduría
de tu cura bíblica a mi fe y mis actos, y ser gobernado por tu
Palabra en aquello que he de comer y no ser dirigido por mis
apetitos carnales. Ayúdame a vencer mis deseos a medida que
busco obtener y mantener un peso sano, para poder tener más
energía y mayor alerta para edificar tu reino sobre esta tierra.*

*Te doy gracias en el nombre que es sobre todo
nombre, Jesucristo, el gran Sanador. Amén.*

Una receta de LA CURA BÍBLICA

Dé algunos primeros pasos

¿Está preparado para dar algunos primeros pasos en la lucha contra el cáncer? La siguiente es una lista que resume algunas cosas prácticas que usted puede comenzar a hacer desde ahora mismo. Marque las que le gustaría comenzar hoy:

❑ Limitaré mi ingesta de carne roja a 500 gr o menos por semana y escogeré cortes magros.

❑ Comenzaré a reevaluar mi dieta y mis pensamientos sobre hábitos alimentarios más sanos.

❑ Limitaré mis alimentos con mucha grasa, especialmente alimentos fritos y carnes con mucha grasa. Evitaré las grasas trans.

❑ Evitaré el humo de los cigarrillos y decidiré no fumar nunca o dejar de fumar si ya lo hago. Evitaré el humo en el ambiente.

❑ Tomaré tiempo para leer y memorizar la Palabra de Dios, especialmente promesas de sanidad.

❑ Decidiré escoger la fe y rechazar el temor, porque la Biblia dice que Jesucristo venció el cáncer y la enfermedad.

Capítulo 2

EL PLAN DIETÉTICO PARA DERROTAR EL CÁNCER

Todos somos criaturas de hábitos que han sido formados por las culturas en las cuales vivimos. Nos gusta comer cierto tipo de cosas porque sencillamente ese es el modo en que nuestros padres nos criaron. Es parte de quiénes somos y dónde vivimos en el mundo. Yo crecí con la cocina sureña en Mississippi, donde lo fríen casi todo, le ponen beicon a las verduras, mojan en salsa las galletas y beben té dulce.

> Y dijo Dios: He aquí que os he dado toda planta que da semilla, que está sobre toda la tierra, y todo árbol en que hay fruto y que da semilla; os serán para comer.
> —Génesis 1:29

Cuando comemos el tipo de dieta que el Creador de nuestro cuerpo quiso, de modo natural construimos un fuerte sistema inmunológico que defiende contra el cáncer y también contra otras enfermedades. De hecho, se ha descubierto que precisamente la misma dieta que Jesús probablemente seguía —una dieta basada en los hábitos alimentarios en Israel y otros países mediterráneos, y que incluye una buena cantidad de frutas y verduras— es la más sana del mundo.

LA DIETA MEDITERRÁNEA

Según un estudio reciente, "las personas que comen un estilo de dieta mediterránea rica en frutas, verduras, granos integrales, aceite de oliva y pescado tienen al menos un 25 por ciento menos de riesgo de morir de enfermedades del corazón y cáncer".[1] Esto se debe a que la dieta mediterránea deriva aproximadamente del 30 al 40 por ciento de sus calorías de grasas sanas (provenientes de fuentes como aceite de oliva, aguacates, frutos secos y pescado) y alrededor del 40 al 50 por ciento de carbohidratos sanos, como frutas, verduras y granos integrales. Los investigadores también conjeturaron que no era sólo un componente de esta dieta lo que la hace ser preventiva, sino la combinación general de alimentos, al igual que evitar alimentos que son potencialmente dañinos, como las excesivas calorías de aceites omega-6, mantequilla, dulces y carnes. Combinada con ejercicio diario, es una poderosa dieta para vivir una vida más larga y más sana. Otro estudio calculó que hasta un 25 por ciento de incidencia de cáncer colorectal, aproximadamente un 15 por ciento de incidencia de cáncer de mama, y un 10 por ciento de incidencia de cáncer de próstata podrían evitarse si cambiásemos de una dieta común occidental a una dieta tradicional mediterránea.[2]

La dieta Mediterránea está compuesta principalmente de los alimentos enumerados a continuación. (Para información más detallada de esta dieta de la que sigue, refiérase a mis anteriores libros *Eat This and Live*, *La dieta "Yo sí puedo" de Dr. Colbert* y *What Would Jesus Eat?*).

- *Aceite de oliva virgen extra:* sustituye a la mayoría de grasas, aceites, mantequilla y margarina. Se utiliza en ensaladas y también para cocinar. El aceite de oliva virgen extra fortalece el sistema inmunológico.

- *Pan*: se consume diariamente y se prepara como barras integrales, fibrosas y crujientes. Coma panes integrales y panes de cereal germinado como el pan Ezequiel 4:9, y evite el pan blanco procesado.

- *Pasta integral, arroz integral, cuscús, trigo bulgur, patatas*: con frecuencia servidos con verduras frescas y hierbas salteadas en aceite de oliva, y ocasionalmente servidos con pequeñas cantidades de carne magra de ternera.

- *Fruta*: preferiblemente cruda, de dos a tres piezas diarias.

- *Frutos secos*: especialmente pacanas, nueces y almendras, al menos diez por día.

- *Frijoles*: incluyen pintos, norteños, alubias blancas y rojas. Las sopas de frijoles y de lentejas son muy populares (preparadas con una pequeña cantidad de aceite de oliva virgen extra). Tome al menos media taza de frijoles, de tres a cuatro veces por semana.

- *Verduras*: variedad de hoja verde, especialmente en ensaladas. Coma al menos una ración de las siguientes diariamente: col, brócoli, coliflor, brotes de nabo, brotes de mostaza, zanahorias, espinacas o batatas; crudas o muy poco tiempo al vapor.

- *Pequeñas cantidades de queso y yogur orgánicos y bajos en grasa*: se puede gratinar queso sobre sopas o entrantes. Utilice las variedades bajas en grasas (los quesos sin grasa con frecuencia saben a goma). El mejor yogur es natural y desnatado y orgánico sin fruta añadida, pero no congelado.

Un hecho de salud de LA CURA BÍBLICA

El alimento mediterráneo sano de Dios: aceite de oliva

Tres tipos básicos de aceite de oliva van estupendamente para cocinar y para aliñar ensaladas o pasta:

- *Aceite de oliva virgen extra*: Yo recomiendo utilizar este tipo de aceite de oliva siempre que se pueda. Normalmente es el más puro y con más sabor. Mire su color. Cuanto más profundo sea el color, más intenso es el sabor del aceite. El aceite de oliva virgen extra también es el que tiene más fitonutrientes.

- *Aceite de oliva virgen o puro*: Es más opaco que el virgen extra y normalmente se utiliza para sofreír a temperatura baja.

- *Aceite de oliva suave*: Con frecuencia se utiliza por sus beneficios para la salud, teniendo las grasas monoinsaturadas sin el fuerte sabor de oliva. "Suave" se refiere al color del aceite y lo ligero de su sabor, y no a su cantidad de calorías. Se filtra más para obtener esta calidad. También es bueno para sofreír a bajas temperaturas.

Incluya los siguientes alimentos en su dieta mediterránea unas cuantas veces por semana:

- *Pescado.* Los pescados más sanos son las variedades de agua fría, como bacalao, salmón, sardinas y atún. Son elevados en ácidos grasos omega-3. Un importante estudio en Europa descubrió que menores índices de cáncer estaban relacionados con un mayor consumo de pescado y de aceite de pescado, mientras que mayores índices se relacionaban con mayor consumo de grasas animales.[3]

- *Aves orgánicas o de corral.* Habría que comer aves de dos a tres veces por semana. Coma carne de pechuga sin piel.

- *Huevos orgánicos u omega-3.* Deberían comerse sólo en pequeñas cantidades (dos o tres por semana).

- *Carne roja magra orgánica o de campo.* Sólo debería consumirse carne roja en raras ocasiones, un promedio de tres veces por mes. (Yo sugiero consumir menos de 500 gramos de carne roja por semana). Utilícela en pequeñas cantidades como aditivo para dar sabor a sopas o pasta. (Nota: la severa restricción de carne roja en la dieta mediterránea es un alejamiento radical de la dieta americana, pero es un importante contribuidor a los bajos índices de cáncer y enfermedades del corazón que se encuentran en esos países).

¿Por qué soy tan particular en cuanto a los tipos de carne que recomiendo? Los pacientes de cáncer necesitan una adecuada ingesta de proteínas, pero no las carnes procesadas, como salami, beicon, salchichas, o excesivas cantidades de carne roja o de cerdo. Por el contrario, necesitan proteínas vegetales, como frijoles, lentejas, guisantes, legumbres, frutos secos, semillas; granos sanos como panes de cereal germinado, arroz integral, mijo, y otros; huevos orgánicos (de dos a tres huevos sólo con una yema), pollo y pavo sin piel; salmón, sardinas y atún; y pequeñas cantidades de res orgánica y criada con pasto. (Refiérase a mi libro *Eat This and Live!* para obtener más información sobre fuentes de proteínas sanas y poco sanas).

¿Por qué importan tanto las proteínas? Los pacientes de cáncer normalmente tienen un equilibrio negativo de nitrógeno. Cuando la ingesta de nitrógeno se iguala a la salida de nitrógeno, la persona está en equilibrio de nitrógeno, y ese es el estado de un adulto sano. Los niños en crecimiento y los adolescentes, al igual que las mujeres embarazadas, tienen un equilibrio positivo de nitrógeno, lo cual significa que está entrando más nitrógeno del que sale, y la formación de tejido es mayor que la descomposición de tejido. Un equilibrio negativo de nitrógeno se produce en los pacientes de cáncer porque sus necesidades de proteínas son mayores.

Las proteínas son muy importantes en la formación de los tejidos corporales, enzimas, hormonas, anticuerpos y otros componentes del sistema inmunológico. Insuficientes proteínas tienen un impacto debilitador en el sistema inmunológico. El cáncer también interfiere en el metabolismo de las proteínas quemando parte de las proteínas del cuerpo para obtener combustible, aunque haya una ingesta insuficiente de proteínas y una adecuada ingesta de carbohidratos y grasas para ser utilizados como energía. Yo aliento a todos mis pacientes de cáncer a que tomen el suplemento de aminoácido MAP o suplementos de suero naturalizado o proteínas vegetales (véase el Apéndice A).

Los métodos de cocinar también son muy importantes para retener el contenido de nutrientes en los alimentos y para minimizar las toxinas. Sofreír o cocinar al vapor los alimentos a temperaturas más bajas en lugar de freírlos bien o hacerlos a la parrilla se ha descubierto que es más sano en estudio tras estudio. Siempre que sea posible, escoja alimentos orgánicos cultivados lo más cerca posible de donde usted viva, lo cual le asegura un valor nutritivo óptimo. Los alimentos con frecuencia pierden su potencia en el proceso de tránsito, por no mencionar lo que pierden al tener que ser congelados o cuando son golpeados al ser transportados en trenes o en camiones.

Siempre que sea posible, las carnes deberían cocinarse a temperaturas más bajas (por debajo de 150 grados y preferiblemente alrededor de 120 grados centígrados). Cuando las carnes están expuestas a elevadas temperaturas, producen productos químicos que no están presentes en las carnes crudas, y algunos de ellos son cancerígenos. Los investigadores han identificado diecisiete aminos heterocíclicos (HCA), que parecen probablemente fomentar cáncer, y no están presentes en las carnes hasta que son cocinadas a elevadas temperaturas. Los estudios han descubierto que comer carne de res de medio hecha a bien hecha está relacionado con índices de cáncer de estómago tres veces mayores que los de quienes comen su carne de res poco hecha. Aunque limitar las carnes ayudará en esto, al igual que cocinar a temperaturas más bajas, las carnes a la parrilla son las que plantean las mayores preocupaciones. Por tanto, cuando cocine a la parrilla, utilice especias inhibidoras de cáncer, como cúrcuma o mezclas de especias de India, o marine sus carnes en vino tinto, jugo de bayas o jugo de cereza para contrarrestar algunos de los efectos del HCA. Dar la vuelta más a menudo a las carnes también ayudará a disminuir los HCA producidos. Cocinar filetes más finos de carne a temperaturas menores y marinar las carnes en vino tinto reducirá de modo dramático los HCA. Asegúrese también de eliminar cualquier marca de carbonilla, que es tóxica (y cancerígena). También, ¡asegúrese te tener muchas frutas y verduras frescas —y una buena ensalada— para comer con sus filetes o hamburguesas!

Los cortes fríos y las carnes empaquetadas como salami, perritos calientes, beicon, salchichas y jamón procesado contienen nitritos y nitratos, los cuales pueden formar productos químicos causantes de cáncer denominados *nitrosaminas* o *compuestos n-nitrosos*. Estos compuestos están relacionados con cáncer de vejiga, de esófago, de estómago, de cerebro y de cavidad oral. Si los perritos calientes son un alimento favorito en su casa, por favor cambie a marcas que indiquen "libre de nitritos" o "libre de nitratos" en la etiqueta. Además, hay beicon, jamón, salchichas y carnes libres de nitritos.

También, algunos productos químicos muy peligrosos, como el DDT y PCB, han estado prohibidos en los Estados Unidos durante décadas, pero como permanecen en nuestra agua, tierra y aire, los productos de pescado y de animales siguen siendo principales fuentes de DDT y PCB en nuestra dieta. La EPA (Agencia de Protección Ambiental) enumera el DDT y PCB como probables cancerígenos humanos, ya que ambos causan cáncer de hígado en animales de laboratorio.[4]

Estos productos químicos están almacenados en la grasa del animal, así que la mejor manera de reducir su riesgo de ingerir DDT Y PCB es escoger cortes magros de carne orgánica y productos lácteos orgánicos desnatados. Evite los pescados depredadores, los cuales con frecuencia tienen un elevado DDT y PCB. Los pescados comerciales que tienen elevado PCB incluyen: salmón del Atlántico y de criadero, dorada, róbalo rayado, corvina blanca y del Atlántico, platija de espalda negra o de invierno, platija de verano y cangrejo azul. Pescados comerciales que contienen elevados niveles de pesticidas, incluyendo DDT, son: dorada, róbalo rayado, anguila americana y salmón del Atlántico.

Al igual que nos beneficiamos de seguir la Biblia en la conducta moral, también nos beneficiamos al seguir las instrucciones de la Biblia en cuanto a lo que deberíamos comer. Es momento de que comencemos a permitir que la Biblia cambie nuestro modo de pensar sobre nuestra dieta al igual que sobre cómo pensamos y actuamos.

> Porque Jehová tu Dios te introduce en la buena
> tierra, tierra de arroyos, de aguas, de fuentes y de
> manantiales, que brotan en vegas y montes; tierra de
> trigo y cebada, de vides, higueras y granados; tierra
> de olivos, de aceite y de miel.
>
> —DEUTERONOMIO 8:7-8

Esto no significa que negarnos a nosotros mismos las cosas que nos encanta comer tanto como encontrar cosas nuevas que nos gusten para sustituir a las viejas que, como el pecado, nos agradan durante un poco de tiempo, sólo para intentar matarnos a la larga. Será necesario un modo de vida contra la corriente cultural culinaria y cambiar el modo en que preparamos las comidas, pero son cambios que podrían salvarle la vida más adelante, así que vale la pena el dominio propio necesario para formar nuevos hábitos más sanos. Frutas y yogures desnatados y bajos en azúcar pueden sustituir helados y pasteles; pescados y ensaladas pueden sustituir a la carne de res y patatas; y naranjas, manzanas, bayas y peras o un puñado de almendras crudas, frutos secos o semillas pueden llenarnos como aperitivos en lugar de barritas de caramelo o patatas fritas. Coma pan Ezequiel 4:9 y mantequilla de almendra en lugar de un sándwich de mantequilla de cacahuate. Tiene que encontrar lo que funcione para usted y aquello sin lo cual puede pasarse.

Este no es un cambio dietético como recortar calorías para perder peso, sino que es algo que usted necesita comenzar a hacer hoy y seguir durante el resto de su vida. Por tanto, piense en ello como una nueva aventura al seguir a Jesús. ¡Permita que dé un nuevo significado al modo en que usted "parte el pan" con sus amigos y familiares!

UN SUBPRODUCTO MORTAL DE LA
DIETA OCCIDENTAL: INFLAMACIÓN

Uno de los mayores problemas de nuestra dieta alta en grasas, muy procesada, alta en azúcar y alta en sodio es que ha desbaratado el balance en nuestro cuerpo entre productos químicos inflamatorios y antiinflamatorios llamado *prostaglandinas*. Normalmente, la inflamación es algo bueno que funciona para reparar una herida o le capacita para luchar contra una infección en el cuerpo. Pone en alerta máxima al sistema inmunológico para atacar a bacterias o virus invasores y librar a su cuerpo de esos intrusos. O en el caso de una herida, se apresura a enviar glóbulos blancos al corte, arañazo, torcedura o hueso roto para entablillar la herida y facilitar la curación. Este es el lado bueno de la inflamación, y es una función muy importante de los pequeños agentes del sistema inmunológico. Cuando nuestro cuerpo está luchando contra una infección, hay un complicado proceso mediante el cual se crean más prostaglandinas proinflamatorias que antiinflamatorias, y el sistema inmunológico responde al sonido de esta alarma. Cuando la crisis termina, la balanza se inclina del lado de la dirección antiinflamatoria y finalmente se recupera el equilibrio.

Si mira usted este proceso en un sentido simplificado, verá que las prostaglandinas son producidas de los alimentos que comemos en un ciclo continuo, y cada uno de los alimentos que comemos tiene tendencia proinflamatoria o tendencia antiinflamatoria. Los ácidos grasos están en el centro de todo esto. Los ácidos grasos omega-6 son "amigables" para la creación de prostaglandinas proinflamatorias, y los ácidos grasos omega-3 son "amigables" para la creación de prostaglandinas antiinflamatorias. Una dieta más natural y mediterránea tendrá un equilibrio de alimentos amigables proinflamatorios y antiinflamatorios, sin embargo, nuestra dieta occidental alta en grasas, alta en sodio, alta en azúcar y muy procesada desbarata ese equilibrio a favor de la producción de prostaglandinas proinflamatorias.

Los expertos nos dicen que nuestra dieta típica en USA ha multiplicado por dos la cantidad de ácidos grasos omega-6 que consumimos desde el año 1940, ya que nos hemos alejado cada vez más de las frutas y verduras hacia alimentos basados en granos y los aceites producidos por ellos. De hecho, comemos unas veinte veces más omega-6 que los antiinflamatorios omega-3. Los seres humanos actualmente consumen más cereales —y aceites producidos de ellos— que nunca antes en nuestra historia, y como resultado tenemos más enfermedades inflamatorias, incluyendo el cáncer, que nunca antes. La mayoría de los animales de los que obtenemos alimentos en la actualidad también son alimentados con piensos, así que la mayoría de nuestras carnes, huevos y productos lácteos son más elevados en grasas omega-6 y más inflamatorios de lo que lo eran hace un siglo. También, como la mayoría de los peces que hay en nuestras tiendas son de criadero, son alimentados con cereales en lugar de con algas y peces pequeños de los que vivirían si estuvieran en su medio natural, así que hasta nuestro peces contienen más grasas omega-6 de las que solían tener. Al notar todo esto, no es difícil ver por qué enfermedades causadas por la inflamación crónica sistemática (incluyendo el cáncer) se han convertido en un problema tan grande en el mundo occidental en la actualidad.

Además, las grasas omega-3 y omega-6 no pueden ser producidas en el cuerpo, y deben ser consumidas bien mediante la dieta o los suplementos. Los AGE (ácidos grasos esenciales) ayudan al cuerpo a reparar y crear nuevas células. Así, la ingesta de grasas omega-3 y el balance de diferentes grasas y aceites son cruciales tanto para prevenir como para limitar la extensión del cáncer. Además de reducir la inflamación, los ácidos grasos omega-3 en realidad pueden crear barricadas especiales en el cuerpo, haciendo así que sea más difícil que las células cancerosas migren desde un tumor principal para comenzar nuevas colonias. Los cánceres que permanecen localizados en un sólo lugar son mucho más fáciles de tratar que los que han causado metástasis (se han extendido por todo el cuerpo).[5]

Los pacientes con cáncer son también más propensos a tener mala absorción y mala digestión, especialmente cuando están recibiendo quimioterapia. La mala absorción de grasas es común en los pacientes de cáncer, y las grasas y otros nutrientes importantes no son absorbidos bien. La mala digestión ocurre cuando se producen insuficientes enzimas pancreáticas y ácido clorhídrico. Tanto la mala absorción como la mala digestión normalmente causan pérdida de peso y diarrea, debilitando aún más el sistema inmunológico.

Como hemos visto, controlar la inflamación es muy importante, y se hace principalmente equilibrando las grasas omega-6 y omega-3. Las investigaciones han mostrado que excesiva grasa en la dieta está relacionada con un mayor crecimiento tumoral. También, cuando la ingesta de grasas disminuye a un 20 por ciento de calorías de la grasa, la actividad de las células asesinas naturales aumenta. No todas las grasas son nuestro enemigo, pero necesitamos aprender a escoger las grasas buenas y evitar o limitar las grasas malas e inflamatorias.

El cáncer realmente interfiere en el almacenamiento de grasa, ya que el cuerpo es menos eficaz para almacenar grasa. Esta es una de las razones por las que la mayoría de pacientes con cánceres avanzados se ven tan delgados y desmejorados. Recuerde: las grasas ayudan a absorber la tan importante vitamina D_3 y otras vitaminas solubles en grasa, incluyendo las vitaminas A, E y K. La adecuada ingesta de grasa le ayuda a mantener sus proteínas de modo que su cuerpo no queme proteínas como combustible. Las grasas son también los fundamentos para las membranas celulares. Las grasas saludables incluyen: grasa de pescado, como salmón, sardinas, atún, anchoas, linaza, almendras, mantequilla de almendras, nueces de macadamia, aguacates, guacamole, pacanas, anacardos, nueces de

Brasil, avellanas, aceitunas, aceite de oliva, aceite de aguacate, aceite de macadamia y aceite de linaza.

Se puede sofreír a temperatura baja con aceite de macadamia, aceite de oliva o aceite de aguacate, pero no cocine con aceite de linaza. También, es mejor escoger aceites orgánicos. Estos aceites también pueden añadirse a batidos para ayudarle a mantener su peso. Uno de mis batidos favoritos para ganar peso en pacientes de cáncer es tomar 1 ó 2 cucharadas de aceite de linaza con 1 ó 2 cucharadas de aceite de oliva y 1 cucharada de suero naturalizado o proteína vegetal, 23 cl de kéfir de coco (o almendra o leche desnatada), y ¼ de taza de bayas congeladas. También puede añadir de 1 a 2 cucharadas de linaza en polvo o mantequilla de almendras.

> Sáname, oh Jehová, y seré sano; sálvame, y seré salvo; porque tú eres mi alabanza.
> —JEREMÍAS 17:14

Debido al elevado contenido de omega-6 en nuestra dieta, nuestro cuerpo produce más prostaglandinas proinflamatorias que antiinflamatorias. Con el tiempo, la creación natural y continua de prostaglandinas inclinará la balanza hacia la inflamación sistemática, a medida que se produzcan más prostaglandinas proinflamatorias que antiinflamatorias. A pesar de la ausencia de una emergencia real, este desequilibrio sigue enviando alarmas que llaman a la inflamación, y el sistema inmunológico responderá en consecuencia. Sin embargo, sin que haya presente ninguna amenaza real, el sistema inmunológico puede que se confunda y comience a atacar cosas que normalmente no atacaría. Esta hipersensibilidad inmunológica e inflamación crónica pueden conducir a una inundación de problemas que van desde simples alergias y ganancia de peso hasta cáncer, Alzheimer, enfermedades cardiovasculares, diabetes, artritis, asma, problemas de próstata y enfermedades autoinmunes.

Los ácidos grasos omega-3 son con toda claridad increíblemente beneficiosos. Los siguientes son algunos alimentos omega-3 a incluir en su dieta como manera de ayudar a prevenir y luchar contra el cáncer: linaza y aceite de linaza, pescado (salmón, atún, sardinas y anchoas) y aceite de pescado de grado farmacéutico. Obviamente, es importante saber qué grasas comer y qué grasas evitar cuando se trata de prevenir esas dañinas prostaglandinas que mencioné anteriormente.

Por tanto, a la vez que utiliza una comprensión de la dieta mediterránea como fundamento, dentro de ese marco también debería ver lo proinflamatorios o antiinflamatorios que son los alimentos que consume. El cáncer normalmente está relacionado con la inflamación crónica, y al comer más alimentos antiinflamatorios que proinflamatorios puede usted inclinar su balanza otra vez hacia la dirección correcta.

Un modo de comprobar su equilibrio inflamación/antiinflamación es mediante un análisis de sangre de la proteína C reactiva (PCR). La proteína C reactiva es simplemente un indicador de inflamación, al igual que un promotor de inflamación, y es uno de los indicadores más fáciles de analizar. Cómo estén sus niveles de PCR especificará la importancia que tenga su nivel de inflamación sistemática. Una vez que usted llega a los cuarenta años de edad, un análisis anual de CPR es una estupenda idea para comprobar la eficacia antiinflamatoria de su dieta.

Un hecho de salud de LA CURA BÍBLICA

Elevados niveles de PCR no son siempre una señal de peligro

Aunque elevados niveles de PCR están relacionados con un mayor riesgo de cáncer, recuerde que la inflamación es una respuesta natural y sana a la enfermedad, y cualquier infección o herida que usted sufra elevará temporalmente sus niveles de PCR para luchar contra esa crisis. Evite los análisis de niveles de PCR durante al menos dos semanas después de haber tenido una infección aguda o de haber sufrido una herida para asegurarse de que sus niveles de suero PCR reflejen su nivel real coherente y no se hayan elevado debido a alguna infección.

LA DIETA ANTIINFLAMATORIA: LLEVAR LA DIETA MEDITERRÁNEA AL SIGUIENTE NIVEL

Por tanto, entonces, ¿cómo escapa usted a esta inflamación sistemática que está causando cáncer y tantos problemas de salud? En primer lugar, adopta usted la dieta mediterránea como el fundamento de sus comidas diarias.

Entonces, dentro de ese marco, equilibre sus alimentos proinflamatorios y antiinflamatorios, y su nivel de PCR normalmente descenderá en consecuencia. Esto, desde luego, inicialmente es probable suponga añadir más alimentos antiinflamatorios y limitar o evitar durante un tiempo más alimentos proinflamatorios. Yo recomiendo encarecidamente el plan de Monica Reinagel, *The Inflammation-Free Diet Plan*, donde ella presenta sus años de investigación para atribuir un índice de no inflamación (NI) a los alimentos que comemos. Este sistema de índices toma en consideración más de veinte factores distintos que contribuyen a la relación que tiene un alimento con la inflamación. Índices positivos son antiinflamatorios y alimentos que tengan índices negativos promueven la inflamación. Hasta cien en cada escala se considera leve hacia un lado o el otro; más de cien es moderado, y más de quinientos es grave.

Considerando su investigación y añadiendo algo más de mi propia cosecha, he organizado las siguientes dos listas de alimentos para que usted piense en añadir o eliminar de su dieta tal como lo demande su nivel de inflamación sistémica.

Principales alimentos antiinflamatorios (escoja siempre orgánicos cuando sea posible y no fría mucho)	
Fruta	Frambuesa, acerola (de India), guayaba, fresa, mélon cantalupo, limón, lima, ruibarbo, naranja japonesa, toronja rosa, mora
Verduras	Chiles, cebolla (incluyendo cebolleta y puerro), espinacas (verdes, incluyendo col rizada, berza, nabo y mostaza parda), batata, zanahoria, ajo
Legumbres	Lentejas, judías verdes
Productos de huevo	Huevos líquidos, clara de huevo
Lácteos	Queso cottage (bajo en grasa y desnatado), queso crema desnatado, yogur natural (bajo en grasa y sin azúcar), 30 gr de queso feta o mozarrella, leche desnatada
Pescado	Arenque, caballa, salmón (no de criadero; de preferencia de Alaska), trucha arcoíris, sardinas, anchoas
Aves (sin piel)	Ganso, pato, pollo y pavo de corral y orgánico (pechuga)

Principales alimentos antiinflamatorios (escoja siempre orgánicos cuando sea posible y no fría mucho)	
Carne magra (limitar a 500 gr o menos por semana)	Asada a la cazuela, pierna de ternera, redondo (ternera), falda, solomillo, costilla, falda, costillas de cerdo,* lomo de cerdo,* filet mignon, marisco (incluyendo cangrejo, langosta y gambas)*
Cereales	All-Bran, Total, copos de salvado
Panes/Pasta	Pan de Ezequiel 4:9, panes de cereal germinado, espaguetis de trigo integral (gruesos), pasta de arroz integral, cuscús, avena de trigo sarraceno, cebada
Grasas/ Aceites	Aceite de cártamo (alto oleico), aceite de avellana, aceite de oliva, aceite de aguacate, aceite de almendra, aceite de grano de albaricoque, aceite de hígado de bacalao, aceite de macadamia, aceite de linaza (no cocinar con él)
Hierbas/ Especias	Ajo, cebolla, cayena, jengibre, cúrcuma, chiles, chile en polvo, curry
Edulcorantes	Stevia
Bebidas	Jugo de zanahoria, jugo de tomate, té negro o verde, soda/agua de seltz, Té de hierbas, agua de manantial

*La Biblia afirma que el hombre no había de comer estos alimentos. Si comer cerdo o marisco le preocupa por razones religiosas, yo recomiendo que lo evite. Sin embargo, no hay investigación científica para demostrar que estos alimentos sean dañinos si se comen con moderación siendo orgánicos, de corral y cortes magros.

Alimentos inflamatorios a limitar o evitar	
Fruta	Mango, plátano, albaricoques, manzanas y dátiles deshidratados, frutas envasadas, uvas pasas
Verduras	Maíz, patatas blancas, patatas fritas
Legumbres	Frijoles cocidos, fabes (hervidas), frijoles enlatados
Productos de huevo	Huevos de pato, huevos de ganso, huevos duros, yema de huevo
Quesos	La mayoría de quesos con mucha grasa, incluyendo queso brick, cheddar, Colby, queso crema (normal y ligero en grasa)
Lácteos	Yogur de sabores o frutas en el fondo, helado, mantequilla, leche entera, nata montada
Pescado	Salmón de criadero y otros pescados de criadero, pez espada, tilapia, atún, halibut, róbalo, dorada, caballa real
Aves	Pavo (carne oscura), gallineta, menudillos de pollo, hígado de pollo, pollo (carne oscura)
Carne	Todas las carnes procesadas y órganos, beicon, toda la ternera (chuletas y pierna), menudos de cerdo, todo el cordero (costilla, chuletas, pierna, lomo), costillas de cerdo y paletilla asada
Panes	Perritos calientes, hamburguesas, magdalenas, rollitos, bagels, pan francés, magdalenas de arándanos, magdalenas de avena
Cereales	Grape-Nuts, Crispix, Corn Chex, Just Right, Rice Chex, copos de trigo, Rice Krispies, Raisin Bran, tiras de trigo

Alimentos inflamatorios a limitar o evitar	
Pasta/Granos	Arroz blanco, mijo, pasta de maíz, harina de maíz, tallarines, codos, fideos y espaguetis regulares
Grasas/ Aceites	Margarina, aceite de germen de trigo, aceite de girasol, aceite de semilla de amapola, aceite de semilla de uva, aceite de cártamo, aceite de algodón, aceite de grano de palma, aceite de coco, aceite de maíz
Frutos secos/ Semillas	Semillas de amapola, nueces, piñones, pipas de girasol
Edulcorantes	Miel, azúcar moreno, azúcar blanco, jarabe de maíz, azúcar en polvo, néctar de agave
Galletas	Todas las galletas, patatas fritas y galletas saladas
Postres	Leche condensada azucarada, pastel de cabello de ángel, pastel de chocolate y vainilla, chips de chocolate, crema batida, helado, aperitivos de fruta deshidratada
Caramelos	Todo tipo de caramelos, incluyendo barritas de chocolate con leche
Bebidas	Todos los jugos de fruta y sodas, Gatorade, limonada, refrescos con azúcar, batidos comerciales y café

Estas no son listas completas de ninguna manera; sólo son algunos de los "sospechosos" más probables a los que prestar atención o algunos de los alimentos más útiles a incorporar en su dieta. Al leer estas listas, algunos de ellos le resaltarán como cosas que a usted le gustan y necesita, pero no consume tanto de ellos en su dieta como debería. Es momento de cambiar sus hábitos con respecto a ciertos alimentos y "ponerlos en el altar". Lo que hay que recordar es que usted puede elegir lo que pone en su boca, y ahora que tiene un poco más de conocimiento sobre estos alimentos, puede comenzar a elegir más sabiamente en su dieta con respecto a ellos.

EL CÁNCER ESTÁ PERDIENDO LA BATALLA

Recuerde que constantemente se está haciendo algo con respecto a los ataques a sus células sanas. Cada minuto de cada día está sucediendo. Mientras usted trabaja, camina, come y se relaja, su cuerpo ya está ganando una guerra silenciosa que se está librando alrededor de usted y en su interior. Se debe a su increíble sistema inmunológico. Este sistema, junto con sus glóbulos blancos y órganos vitales, fue maravillosamente diseñado por Dios para vencer hasta los ataques más potentes por parte de agentes causantes de cáncer en los alimentos y el medioambiente. Sea agradecido de que este increíble sistema esté siempre en funcionamiento para protegerle.

Añada a eso el hecho de que usted ahora sabe algo sobre cómo puede fortalecer ese sistema inmunológico y mantenerlo funcionando a su máximo rendimiento. La dieta tiene impacto en el sistema inmunológico, ya sea positiva o negativamente. Ya que su sistema inmunológico es la primera y más fuerte línea de defensa de su cuerpo contra el cáncer, debe usted ser diligente para cuidarlo y fortalecerlo mediante el consumo de los alimentos adecuados y evitando los alimentos dañinos. ¡Lo que usted come marca la diferencia!

> Mas él herido fue por nuestras rebeliones, molido por nuestros pecados; el castigo de nuestra paz fue sobre él, y por su llaga fuimos nosotros curados.
> —ISAÍAS 53:5

Una oración de **LA CURA BÍBLICA** para usted

Señor, mantenme consciente de las cosas buenas que tú nos has dado como alimento en esta tierra, y guíame y dame autodisciplina a medida que busco transformar mis hábitos dietéticos. Dame la fuerza de voluntad para vencer los deseos incorrectos y la sabiduría para mantener los alimentos incorrectos fuera de mi casa por causa de mi familia y de nuestra salud. Relacióname con hermanos y hermanas de un mismo pensamiento en mi congregación, para ayudarnos mutuamente a vivir vidas sanas de bendición y dar a otros.

Mantente cerca de mí mientras camino o hago ejercicio a fin de que tales tiempos puedan convertirse en tiempos de comunión contigo. Recuérdame constantemente lo que dice tu Palabra sobre la sanidad y los planes que tú tienes para mí de tener una vida plena y abundante, una vida llena de salud y un corazón alegre.

Hago esta oración en el nombre de Jesús. Amén.

Una receta de **LA CURA BÍBLICA**

Primeros pasos sanos

Usted puede comenzar a encontrar esperanza para tener un mejor sistema inmunológico que luche contra el cáncer dando hoy estos sencillos primeros pasos. Marque los que ya esté dando, y subraye los que necesite comenzar de inmediato.

- ❏ Limitar las grasas malas.
- ❏ Seguir la dieta mediterránea.
- ❏ Evitar las carnes procesadas que contengan nitritos y nitratos.
- ❏ Comer más alimentos antiinflamatorios.
- ❏ Tratar el estrés.
- ❏ Dejar de fumar.
- ❏ Dejar de preocuparse tanto.
- ❏ Hacer ejercicio regularmente.
- ❏ Dormir ocho horas cada noche.
- ❏ Consultar con su médico o un nutriólogo.
- ❏ Orar por la guía y la sanidad de Dios.

Para más información sobre estos temas, por favor lea mi libro *Los siete pilares de la salud*.

LOS DIECISÉIS PRINCIPALES ALIMENTOS DEL DR. COLBERT PARA LUCHAR CONTRA EL CÁNCER Y PREVENIRLO

S I QUIERE USTED ganar la guerra contra el cáncer, necesitará comer las cosas que batallan contra él. En el capítulo anterior vimos esto de modo más general; ahora voy a llenar este capítulo con una descripción de sus más potentes aliados anticáncer a fin de que usted no tenga ninguna duda en cuanto a qué hacer. A medida que considere cada uno de ellos, por favor no se abrume sino comience a comer esos alimentos unas cuantas veces por semana. Vaya paso a paso. Añada las cosas buenas que ahora le faltan, y deje ir las que se han vuelto dañinamente habituales. Pronto se dará cuenta de que a medida que sus hábitos alimentarios hayan sido transformados, su cuerpo seguirá en consecuencia.

> Ten misericordia de mí, oh Jehová, porque estoy enfermo; sáname, oh Jehová, porque mis huesos se estremecen.
> —SALMO 6:2

Si este es también su ruego, recuerde que Dios oye y responde. Él también le invita a que cambie para bien con la ayuda de Él, y claramente Él está de su parte.

Hay numerosos alimentos que Dios ha proporcionado y que ayudan mucho para prevenir el cáncer, así que quiero que lea mis dieciséis principales alimentos para luchar contra el cáncer y prevenirlo. También, por favor observe que los cánceres en diferentes partes del cuerpo con frecuencia tienen naturalezas distintivamente diferentes, así que alimentos que previenen un tipo de cáncer no necesariamente tienen el mismo efecto en otros. Por esta razón recomiendo consumir una variedad de estos potentes alimentos que luchan contra el cáncer varias veces por semana o a diario. Si usted está buscando una prevención general del cáncer, estos alimentos son un estupendo lugar donde comenzar.

1. BAYAS

Arándanos, fresas, frambuesas, frambuesas negras, moras y otras bayas tienen algunos de los niveles de antioxidantes más elevados que cualquiera de las frutas. También son excelentes fuentes de varios fitoquímicos, los cuales parecen inhibir el desarrollo del cáncer. El ácido elágico es un potente poliferol que se encuentra especialmente en las fresas y las frambuesas. Las antocianidinas son un tipo de poliferol que está relacionado con los abundantes pigmentos de color en las bayas, en particular en los arándanos y las frambuesas. Las antocianidinas y proantocianidinas son clave para el elevado contenido en antioxidantes de las bayas. Aunque normalmente las bayas sólo están disponibles durante ciertas estaciones, la forma más potente de bayas es la liofilizada, la cual debería estar disponible todo el año y es estupenda para rociarla sobre ensaladas, cereales o yogur. Las bayas congeladas también son una buena alternativa en batidos o mezcladas con yogur natural como un postre frío para sustituir al helado. Es mejor escoger bayas orgánicas, ya que las bayas son propensas a contener residuos de pesticidas.

Investigadores en la Universidad Estatal de Ohio realizaron una serie de experimentos para analizar los efectos anticancerígenos de la frambuesa negra en cáncer en ratas. Los experimentos se realizaron alimentando a las ratas con un cancerígeno, y después los grupos experimentales fueron alimentados con una dieta de entre un 5 y un 10 por ciento de frambuesas negras en polvo. Estas cantidades redujeron el número de tumores cancerosos esofágicos que se desarrollaron a las quince semanas en un 39 y un 49 por ciento respectivamente. Después de veinticinco semanas, sin embargo, la media de resultados para los respectivos grupos fue de un 62 y un 43 por ciento de reducción, sugiriendo que se pueden sobrepasar. Según el investigador Gary D. Stoner, PhD: "El Instituto Nacional del Cáncer recomienda que cada americano coma al menos de cuatro a seis raciones de frutas y verduras cada día. Sugerimos que una de esas raciones sea de algún tipo de baya".[1] Incluya diferentes tipos de bayas, incluyendo fresas, arándanos, frambuesas, moras, etc., en lugar del jugo.

2. VERDURAS CRUCÍFERAS

Las verduras crucíferas contienen muchos agentes que previenen el cáncer (también llamados *agentes quimiopreventivos*) que actúan de diversas formas para bloquear el desarrollo del cáncer en sus etapas más críticas. Hay una buena cantidad de evidencia ahora de que un mayor consumo de verduras crucíferas está directamente relacionado con menores índices de distintos cánceres, especialmente en el colon, la próstata, los pulmones o las mamas.

Las verduras crucíferas también contienen bencil isotiocianato (BITC). El BITC fomenta la apoptosis (muerte celular programada) en células cancerosas de la mama interfiriendo en su capacidad de utilizar energía. En células cancerosas de ovario, el BITC estimula las señales celulares que informan al cáncer de que es momento de cerrarse y morir. Cualquiera de estas "detenciones" en el ciclo de la célula de cáncer prevendrá o encogerá los tumores. Muchas medicinas que se utilizan en la quimioterapia tienen básicamente este mismo objetivo, pero ellas interrumpirán la función de células normales al igual que de células de cáncer. Ya que el cáncer de mama es más susceptible a esta detención, el BITC normalmente desencadenará la apoptosis de estas células sin afectar a células sanas, algo que la quimioterapia no puede hacer.

Además, el BITC inhibe la promoción de cáncer obstaculizando que las enzimas citocroma actúen sobre células iniciadas, y así es un estupendo preventivo de cáncer.[2] Este compuesto también inhibe los receptores de estrógeno promotores de cáncer en el cáncer de mama. El BITC sensibiliza las células del páncreas a la terapia de radiación, aumentando potencialmente su eficacia y reduciendo las dosis de radiación necesarias para el tratamiento. También aumenta la producción de especies de oxígeno reactivo en el cáncer de páncreas, contribuyendo a su destrucción. (Los cánceres no se desarrollan bien en tejidos ricos en oxígeno). Estas son noticias revolucionarias, ya que el cáncer de páncreas es particularmente resistente al tratamiento y también es mortal.

El *indole 3 carbinol* (I3C) que también se encuentra en las verduras crucíferas ayuda a fomentar la desintoxicación al igual que bloquea la activación de carcinógenos. El I3C se convierte en diindolilmetano (DIM) en el tubo digestivo, un compuesto que contribuye a la función del sistema inmunológico, disuade la angiogénesis (la formación de nuevos vasos sanguíneos que el cáncer utilizará para desviar nutrientes de la sangre), y promueve la apoptosis en células cancerosas en la próstata y la mama. El DIM también parece complementar los efectos de los agentes estándar de quimioterapia aun en tipos de cáncer que históricamente han sido resistentes al tratamiento.

Debido al poder de estos diferentes compuestos y otros que se encuentran en el brócoli, la coliflor, el berro, la col, la col rizada, las coles de Bruselas y similares, por mucho tiempo han estado en lo más alto de la lista de alimentos que luchan contra el cáncer. Extractos de ellos también están disponibles en la actualidad, aunque el consejo de su mamá sigue siendo sólido: "Cariño, cómete el brócoli; ¡es bueno para ti!". Considere tomar OncoPLEX, que es una cápsula que contiene brócoli germinado (véase el Apéndice A).

3. TÉ VERDE

La investigación en laboratorio ha mostrado una y otra vez que las catequinas del té verde, incluyendo la *epigalocatequina-3 gallate* (EGCG), reducen el crecimiento de varios tipos de células cancerosas. Un estudio que sentó precedente, presentado en 2005 por investigadores de dos universidades italianas, demostró recientemente que las catequinas del té verde eran eficaces en un 90 por ciento para evitar que hombres con lesiones premalignas en la próstata desarrollasen cáncer de próstata.[3] De hecho, más de 135 estudios diferentes han apoyado la afirmación de que ingerir ciertos niveles de té verde ayuda a luchar contra el cáncer.

El EGCG se absorbe rápidamente en el cuerpo, y se ha demostrado que fomenta la apoptosis de células cancerosas y evita la angiogénesis, y tiene importantes propiedades antioxidantes. También se ha mostrado que la *epicatequina-3 gallate* (ECG) —otro componente del té verde— disminuye indirectamente la síntesis de dihidrotestosterona (DHT), la cual se ha identificado como cómplice a la hora de contribuir al cáncer de próstata y su alargamiento. Investigadores en la Universidad de Rochester en Nueva York también anunciaron recientemente que la EGCG se dirige a la proteína de choque térmico 90, una proteína presente en células cancerosas más que en células normales.[4] Esta proteína hace a la célula resistente a la quimioterapia y a la terapia de radiación, así que la EGCG se muestra prometedora en cuanto a frustrar el crecimiento y la supervivencia de las células cancerosas que ya están bajo tratamiento.

> Hijo mío, está atento a mis palabras; inclina tu oído a mis razones. No se aparten de tus ojos; guárdalas en medio de tu corazón; Porque son vida a los que las hallan, y medicina a todo su cuerpo.
> —PROVERBIOS 4:20-22

Las catequinas del té verde también parecen tener efectos quimio-preventivos en los cánceres de colon, de recto, de pulmón, de estómago y de riñón al igual que en el cáncer de próstata. La investigación ha demostrado desde hace mucho tiempo que las culturas que beben una buena cantidad de té verde, como varias en Asia, tienen menores incidencias de varios tipos de cáncer. De hecho, a pesar del alto índice de tabaquismo en Japón, sus índices de cáncer de pulmón permanecen coherentemente más bajos que en países occidentales.[5] El té verde japonés contiene significativamente más EGCG que el té verde chino. Los beneficios del té verde también incluyen luchar contra las enfermedades cardiovasculares, la obesidad y la osteoporosis. El té verde es un estupendo sustituto del café; también puede usted añadir extracto de té verde a su rutina diaria de suplementos.

4. ACEITE DE PESCADO

Como dijimos en el capítulo anterior, los ácidos grasos omega-3 que se encuentran en el aceite de pescado están ausentes en la típica dieta occidental, y obtenerlos mediante la ingesta de una gran cantidad de pescado de agua fría puede ser potencialmente peligroso debido a los mayores niveles de mercurio que normalmente se encuentran en los peces en la actualidad. Debido a esto, las cápsulas de aceite de pescado de grado farmacéutico son casi universalmente recomendadas como un suplemento que todos los occidentales deberían incorporar a su régimen diario.

Varios estudios han vinculado el elevado consumo de pescado en áreas como Suecia y Japón con menores índices de cánceres de próstata y de mama en esas zonas.[6] También se ha relacionado con la prevención del cáncer de colon.[7] Se cree que los ácidos grasos omega-3 hacen eso disminuyendo la inflamación y el daño al ADN que puede inspirar mutaciones, fortaleciendo la reparación del ADN y fomentando la apoptosis de células cancerosas.

Unas palabras de precaución, sin embargo, no todos los suplementos nutricionales son creados igual. Del mismo modo en que las personas harán minas a cielo abierto en el campo para buscar un metal o economizarán al fabricar un producto, los fabricantes han buscado tantas maneras de recortar los costos de estos suplementos que pocos son de una calidad lo bastante alta para proporcionarle los beneficios adecuados. Las cápsulas de aceite de pescado están entre los peores infractores del control de calidad. Los productos de grado farmacéutico han sido testados para metales pesados y otras toxinas, sin embargo, algunos siguen conteniendo aceites de pescado rancios. Por esta razón yo pido a los pacientes que me traigan sus cápsulas de aceite de pescado para poder examinarlas. Normalmente las pincho con una aguja hipodérmica, saco un poco del aceite, pongo una gota en su dedo y hago que lo prueben. Normalmente, ellos hacen un gesto de desagrado y dicen: "¿Por qué hizo esto? ¡Esto sabe horrible!".

La razón es que los aceites de pescado que hay en su suplemento normalmente están rancios. Esto sucede con demasiada frecuencia. Pruebe el que usted toma para comprobarlo. Si estos aceites están rancios, puede ser peor que no tomar ningún aceite omega-3, porque los aceites rancios producirán radicales libres, entre los cuales está el radical libre lípido hidroperóxido, particularmente peligroso y que está relacionado con varias enfermedades graves, incluyendo el cáncer. Investigue usted mismo sobre los suplementos que toma y asegúrese de estar obteniendo lo que necesita en los productos que está pagando (véase Apéndice A).

5. PEREJIL, APIO Y ALCACHOFAS

El perejil, el apio y las alcachofas contienen bajas concentraciones de un fitoquímico llamado *apigenina*. La apigenina inhibe la angiogénesis en células de cáncer de ovario, lo cual, como probablemente recordará, es el proceso mediante el cual los tumores indican al cuerpo que construya nuevos vasos sanguíneos para llegar a cualquier lugar donde se hayan sujetado en un órgano para poder alimentarse. Prevenir la angiogénesis evita que las células cancerosas secuestren el suministro de alimento del cuerpo para ellas mismas y bloquea su crecimiento y capacidad para extenderse. La apigenina interfiere en la capacidad de las células cancerosas para quemar glucosa en el páncreas, otra importante función que priva de alimento a los cánceres. La apigenina también es un agente antiinflamatorio y, como si eso no fuese suficiente, también promueve la apoptosis *en el interior* de los tumores, encogiéndolos y eliminando otros antes de que siquiera tengan una oportunidad de formarse. Un estudio de 2009 del Laboratorio Channing de Harvard descubrió que de cinco flavonoides diferentes, sólo la apigenina estaba relacionada con una significativa reducción en el riesgo de cáncer.[8] Así, añadir estas verduras a su dieta es otra manera de obtener los curativos naturales de Dios que están ocultos en nuestros alimentos.

6. GERMINADOS: BRÓCOLI, TRIGO, ETC.

El brócoli es alto en sulforafane, que contribuye a la desintoxicación de carcinógenos, promueve la apoptosis, interrumpe la réplica de células cancerosas, hace al tejido sano más resistente a los tumores, lucha contra la metástasis y bloquea los efectos productores de cáncer de la exposición a la radiación ultravioleta. Según Paul Talalay de la Universidad Johns Hopkins: "El brócoli germinado de tres días contiene coherentemente de 20 a 50 veces la cantidad de compuestos quimioproctectores que se encuentran en las cabezas de brócoli, y puede ofrecer sencillos medios dietéticos de reducir químicamente el riesgo de cáncer".[9] El brócoli germinado (o tés hechos de él) parece ser especialmente alto en estos compuestos que derrotan el cáncer.

Aunque el brócoli ha obtenido la mayor parte de la atención debido a los estudios realizados de él, el trébol y la alfalfa germinados son altos en fitoestrógenos, los cuales, como ya hemos visto, son importantes en la prevención del cáncer de mama y de próstata. La alfalfa y el trigo germinados también son altos en antioxidantes y fitonutrientes. Parece que "germinar" estas verduras les da mayores beneficios porque muchos de sus fitonutrientes son muy potentes en las semillas y sólo tienen unos cuantos días de vida. El trigo germinado es alto en clorofila y también contiene clorofilina, un potente fitonutriente que bloquea la aflatoxina, un hongo carcinógeno que crece en granos como el de maíz y arroz. También bloquea los aminos heterocíclicos, que son carcinógenos. Como lo expresó un experto en este campo, Gabriel Cousens: "Los germinados contienen multitud de características buenas para la salud aún sin descubrir y conocidas, como antioxidantes, anticarcinógenos, enzimas vivas, altos niveles de vitaminas, ácidos nucleicos, pacifenaros (antibióticos vegetales), auxonas (hormonas vegetales beneficiosas) y otros factores".[10] Si no está tomando germinados, considere tomar OncoPLEX, que es una cápsula que contiene brócoli germinado (véase Apéndice A).

7. CÚRCUMA

La cúrcuma es una especia de color marrón amarillento que se obtiene de hacer polvo un tallo seco de una planta en la familia de jengibre y que se encuentra principalmente en India e Indonesia. Ya que la cúrcuma está muy presente en las dietas de esos países y ellos tienen una incidencia de cáncer significativamente más baja (aproximadamente un tercio de la incidencia en los Estados Unidos),[11] muchos están señalándolo como un preventivo potencialmente maravilloso para varios tipos de cáncer. Aunque es necesario más estudio sobre la cúrcuma para determinar todas sus propiedades anticancerígenas, es un alimento muy antiinflamatorio (y la inflamación está en la raíz de muchos cánceres). Aparte de eso, sin embargo, el principal ingrediente activo de la cúrcuma es la curcumina, que es lo que da a la cúrcuma su brillante color amarillo. También parece que la curcumina tiene potentes propiedades terapéuticas por sí misma.

La cúrcuma es un antioxidante varias veces más potente que la vitamina E y funciona para inhibir la formación de coágulos de sangre, y disminuye el colesterol de manera natural. Parece ser un agente muy prometedor para prevenir el cáncer de la piel, al igual que un inhibidor del factor nuclear kappa-beta (NFkB), un complejo de proteína que parece jugar un importante papel en el ciclo de vida del desarrollo de la célula cancerígena. Al interferir con la función del NFkB, la cúrcuma promueve apoptosis en las células cancerosas que se forman en la piel, la próstata, las mamas, el cuello del útero, el colon y los pulmones, al igual que en la leucemia y el mieloma múltiple.

Un obstáculo para el consumo de cúrcuma es que es difícil que nuestro tubo digestivo lo absorba al flujo sanguíneo. Al rescate está la piperina, una molécula que se encuentra en la pimienta y que aumenta la absorción de la cúrcuma aproximadamente unas mil veces. Quizá la razón de que la cúrcuma haya sido tan beneficiosa en India e Indonesia sea que normalmente se combinan pimienta y cúrcuma en la mayoría de curry en polvo y salsas. Así, añadir una cucharadita de cúrcuma a sopas, aliños de ensalada y platos de pasta que también contenga pimienta es una estupenda manera de obtener un increíble poder anti-carcinogénico en un pequeño y sabroso paquete.

8. AJO Y CEBOLLAS

El ajo y las cebollas contienen compuestos fitoquímicos que parecen ser particularmente buenos para evitar que los nitratos y nitritos en nuestros alimentos se conviertan en nitrosaminas, una clase de compuestos con numerosas características causantes de cáncer. Debido a esto, parecen particularmente eficaces para prevenir cánceres de esófago, estómago y colon. Los nitratos son particularmente elevados en alimentos en conserva y procesados, o en carnes curadas como salchichas, beicon y jamón. Aunque las verduras también contienen nitratos, éstos parecen ser contrarrestados por la vitamina C que también contienen; así, estos nitratos en las plantas no se convierten en compuestos tóxicos. El ajo parece tener un mayor poder protector que las cebollas, pero las cebollas están mucho más generalizadas en la mayoría de dietas occidentales. El ajo fresco aplastado parece tener la mayor cantidad de compuestos que luchan contra el cáncer.

Además de estas cualidades preventivas, las moléculas que se encuentran en estas hortalizas también parecen ralentizar la extensión de tumores y fomentar la apoptosis al interferir en el proceso de crecimiento de las células cancerígenas. Aunque es necesario más estudio para determinar cómo exactamente estos compuestos en el ajo y las cebollas tienen estos efectos, hay suficiente evidencia ahora para sugerir que añadir estas hortalizas de la familia *allium* para dar sabor a nuestros alimentos es un paso sabio hacia un plan de dieta anticáncer.

9. GRANADA

Los estudios siguen reforzando que la granada —comida, bebida como jugo o tomada en forma de extracto— tiene increíbles propiedades antiinflamatorias, aumenta los antioxidantes en la sangre, e inhibe cánceres impulsados por hormonas. La granada está totalmente llena de *elagitaninas*, que parecen interferir en los ciclos hormonales que promueven cánceres de mama y de próstata. Cuando es digerida, la granada también libera ácido elágico, un compuesto del que ya hemos hablado en los atributos de lucha contra el cáncer de las bayas. Se está realizando más investigación sobre esta maravillosa fruta, pero con la capacidad de la granada para luchar también contra otras enfermedades, como la artritis y las enfermedades del corazón, vale la pena considerar añadir un vaso diario de jugo de granada a su rutina normal de desayuno. Un estudio dirigido por investigadores de UCLA descubrió que beber 23 cl de jugo de granada al día disminuía el cáncer de próstata, multiplicando el tiempo de quince meses a cincuenta y cuatro meses.

10. TOMATES

Los tomates son la mejor fuente dietética del carotenoide licopeno, que es la sustancia que da a los tomates su brillante color rojo. Sin embargo, contrariamente a muchas otras verduras (o frutas, si quiere ser usted totalmente correcto al respecto), no es mejor comer los tomates en su forma cruda. La pasta de tomate es más rica en licopeno, mientras que las salsas para espaguetis, el kétchup y la salsa de tomate apenas tienen la mitad de la pasta de que están hechos. De ahí que la sopa de tomate, los tomates enlatados y el jugo de tomate tengan aproximadamente una tercera parte del licopeno que tiene la pasta de tomate. Los tomates crudos tienen un poco más de un 10 por ciento del licopeno que tiene la pasta de tomate.

Hay varios estudios que han relacionado el licopeno con un reducido riesgo de cáncer de próstata, aunque esos resultados no han sido universalmente demostrados en toda la investigación realizada sobre esa relación. Los beneficios de las dietas ricas en licopeno, sin embargo, parecen más beneficiosos en hombres con más riesgo de cáncer de próstata, cuyas edades están entre setenta y cinco años o más. Parece que el licopeno corrige algo que el proceso de envejecimiento debilita. Sin embargo, los tomates también son una excelente fuente de antioxidantes, y así contrarrestan aún más los efectos de la inflamación sistemática. Las investigaciones continúan sobre las razones exactas de que los tomates ayuden en la lucha contra el cáncer de próstata, pero la correlación es lo bastante fuerte y hay otros beneficios para la salud en salsas hechas de tomates que añadir productos de tomate a su dieta es un movimiento inteligente. Comer algo con salsa de tomate tan pocas veces como dos por semana se cree que disminuye el riesgo de cáncer de próstata alrededor de un 25 por ciento.[12]

11. LINAZA Y LIGNANOS

La linaza es una de las fuentes más abundantes de lignanos vegetales que actúan como hormonas vegetales e inhiben los efectos de la testosterona y el estrógeno en cánceres sensibles a hormonas, como en la próstata y las mamas. Estos lignanos trabajan para alterar el metabolismo del estrógeno, bloquean la angiogéneiss, y fomentan la apoptosis en esos cánceres. En un reciente estudio sobre tres mil mujeres, mil cien de las cuales habían confirmado casos de cáncer de mama, los investigadores dedujeron que las mujeres premenopáusicas con una elevada ingesta de lignanos redujeron su riesgo de cáncer aproximadamente en un 44 por ciento.[13] Uno de esos lignanos de linaza, la *enterolactona*, se descubrió en otro estudio que tiene "un fuerte efecto protector en el riesgo de cáncer de mama".[14] Otro estudio descubrió que hombres con los niveles más elevados de enterolactona tenían un 82 por ciento menos de probabilidad de tener cáncer de próstata.[15]

La linaza puede ser añadida a su dieta, ya sea en grano o molida, y en sopas, ensaladas, batidos o de otras muchas maneras. El aceite de linaza no tiene el elevado contenido en lignanos que tienen los granos de linaza.

12. CÍTRICOS Y QUERCITINA

Aunque los frutos cítricos son famosos por su vitamina C, un valioso antioxidante relacionado con todo tipo de maravillosos beneficios, estos frutos también están entre las mejores fuentes disponibles de flavonas, al igual que de fibra, ácido fólico y potasio. Estos frutos también contienen limonoides, los cuales se ha demostrado que tienen potentes características anticáncer. Ya que esto no se encuentra en ningún otro fruto excepto los cítricos, hace que su potencial para luchar contra el cáncer sea único.

La mayoría de personas piensa principalmente en naranjas, limones, limas y toronjas cuando uno menciona los frutos cítricos. Sin embargo, también debería considerar añadir alimentos altos en vitamina C, como piñas, tomates, naranjas enanas, y mandarinas a su dieta para añadir variedad. Estudios de todo el mundo han relacionado una y otra vez el consumo de cítricos (no jugos) con un menor riesgo de desarrollar diferentes cánceres, especialmente del tubo digestivo: de esófago, de boca, de laringe, de faringe y de estómago. Los resultados variaron, pero la mayoría mostró una disminución de un 40 a un 50 por ciento.[16]

Uno de los flavonoides más potentes que se encuentra en los cítricos es la *quercitina*. La investigación a lo largo de los años ha mostrado que la quercitina estimula la capacidad del sistema inmunológico para romper tumores, recuperar radicales libres, inhibir la división de células cancerígenas, prohibir la mutación celular, disminuir la angiogénesis y fomentar la apoptosis. La *pectina cítrica* (un polisacárido que se encuentra en las paredes celulares de los cítricos) se ha demostrado que disminuye las metástasis en estudios en animales de cáncer de próstata y melanoma.[17]

Una vez más, aunque es necesario un mayor estudio para descubrir toda la profundidad de la potencia anticáncer de estas frutas, ciertamente hay bastante evidencia de que los cítricos deberían ser un importante componente de las frutas y verduras que usted come diariamente por todos sus beneficios para la salud. Yo prefiero que mis pacientes consuman limones y limas exprimidos en un vaso de agua y lo beban a lo largo del día. Estos frutos cítricos tienen un bajo índice glicémico y también son muy alcalinizantes para los tejidos. Hablaré sobre la importancia de alcalinizar los tejidos más adelante en este libro.

13. UVAS ROJAS, VINO TINTO Y RESVERATROL

El resveratrol, un polifenol que se encuentra en las uvas rojas y los vinos tintos, es un agente protector natural que hace a las uvas resistentes a los ataques de microorganismos. Como regla, el resveratrol está en las pieles y las semillas de las uvas, que se dejan mucho más tiempo durante el proceso de fermentación de los vinos tintos que de los blancos; por tanto, los vinos tintos tienen niveles más elevados de este valioso compuesto. Las uvas que se cultivan en climas más duros también parecen tener mayores niveles de resveratrol que las que se cultivan en áreas más templadas. Parece que cuanto más sufren las uvas, mejores son para nosotros.

Ya que el resveratrol reside en las pieles y las semillas, no es tan fácilmente absorbido en nuestro cuerpo en la forma cruda como cuando las uvas son aplastadas y fermentadas para convertirse en vino tinto. De hecho, el proceso de fermentación del vino tinto también lo hace rico en polifenoles. Los vinos tintos son probablemente las bebidas más complejas en la dieta humana debido a todas las diferentes moléculas que hay en ellos. El proceso de embotellado de los vinos ayuda a preservar el resveratrol, mientras que otras cosas que provienen de las uvas, como las pasas, carecen casi por completo de resveratrol.

Para quienes no quieren el alcohol que también está presente en los vinos tintos, hay alternativas sin alcohol que puede usted encontrar en la mayoría de tiendas de dietética y supermercados, y cápsulas de resveratrol (véase el Apéndice A). Los jugos de uva y arándano también tienen resveratrol, pero aproximadamente una décima parte del nivel en los vinos tintos, y contienen demasiado azúcar. Suplementos de resveratrol como Living Resveratrol le darán el resveratrol de seiscientos vasos de vino tinto sin tener que beber ninguno. Tales suplementos con frecuencia se extraen de la planta japonesa Centinodia, que también es notablemente alta en resveratrol. Si se escogen uvas rojas o vino tinto, es mejor escogerlos orgánicos.

> No se inquieten por nada; más bien, en toda ocasión, con oración y ruego, presenten sus peticiones a Dios y denle gracias.
>
> —FILIPENSES 4:6, NVI

El resveratrol fue el primer nutriente natural en tener una evidencia significativa como preventivo del cáncer y que detendrá el cáncer siguiéndole los pasos. El resveratrol ha sido probado como eficaz para reducir el riesgo y/o crecimiento de los cánceres de mama, próstata, colon, piel, páncreas, ovario, hígado, pulmón, estómago, oral, cervical, linfático, de tiroides y de esófago, al igual que de melanoma, leucemia, metástasis a los huesos y neuroblastoma.[18] También se está investigando sobre su capacidad para impulsar los efectos de la quimioterapia y realizar su trabajo sin dañar células normales y no cancerígenas.

14. SOJA

Cánceres impulsados por hormonas, como los cánceres de mama y de próstata, parecen ser fomentados por un exceso de estrógeno o testosterona en nuestro cuerpo, pero parecen ser inhibidos por la presencia de *fitoestrógenos* como los que se encuentran en muchos productos que están hechos de semillas de soja. Los fitoestrógenos (fito- es una raíz griega que significa "planta") tienen una fuerza sólo de aproximadamente una milésima con respecto al estrógeno normal, y "se quedará en el lugar" del estrógeno en ciertas moléculas que fomentan el cáncer, disminuyendo así los efectos promotores de tumor de esos agentes. Por tanto, los fitoestrógenos de soja realmente inhiben la capacidad de las células cancerígenas para reproducirse y convertirse en tumores.

La soja también contiene *isoflavonas* anticancerígenas. En un estudio a hombres de Japón, China y los Estados Unidos, se demostró que legumbres como la soja redujeron la incidencia de cáncer de próstata en un 38 por ciento, que comer verduras de color amarillo-naranja lo reducía en un 33 por ciento, y que comer verduras crucíferas lo reducía en un 39 por ciento, a pesar de las diversas etnias.[19] Otro estudio relacionaba comer tofú una vez por semana con un 15 por ciento de descenso en el riesgo de cáncer de mama en mujeres.[20]

Como regla, las mujeres asiáticas que comen soja la mayor parte de su vida obtienen varios beneficios que reducen su riesgo de padecer cáncer de mama. La *genisteína*, una isoflavona que se encuentra en las semillas de soja, promueve la formación de tejido diferenciado en las mamas, haciendo que sea más difícil que cualquier tipo de cáncer obtenga un lugar firme. También disminuye la densidad de las células mamarias, haciendo que sea mucho más fácil la detección precoz de un tumor. La genisteína también protege contra la metástasis de células de cáncer de próstata y ayuda a prevenir la angiogénesis, y también protege un metabolito de vitamina D anticáncer.

En un estudio con ratones, se les alimentó con tres tipos distintos de soja: proteína de soja sin isoflavonas, un concentrado de soja fitoquímica que incluía varios compuestos (uno de los cuales era la genisteína), y sólo genisteína. El grupo con sólo genisteína tuvo un 57 por ciento de reducción en el crecimiento del tumor, y los grupos de concentrado fitoquímico vieron un 70 por ciento de reducción. El grupo de soja fitoquímica también vio una detención en la metástasis en los nódulos linfáticos y los pulmones, al igual que una menor apoptosis y una angiogénesis inhibida.[21] Las isoflavonas de soja también parecen bloquear la extensión del cáncer de próstata, modular la promoción de la enfermedad por las hormonas, interrumpir las señales del ciclo de desarrollo de las células cancerígenas, fomentar su apoptosis, y hasta pueden activar y desactivar genes relacionados con el cáncer. La genisteína también parece afectar a los cánceres no impulsados por hormonas inhibiendo la tirosina kinasa (TK), la cual promueve la formación y extensión de nuevas células cancerígenas.

> Si se humillare mi pueblo, sobre el cual mi nombre es invocado, y oraren, y buscaren mi rostro, y se convirtieren de sus malos caminos; entonces yo oiré desde los cielos, y perdonaré sus pecados, y sanaré su tierra.
>
> —2 Crónicas 7:14

Sin embargo, una persona no tiene que buscar mucho en la Internet actualmente para encontrar que la soja está bajo ataque y que puede que no sea la "cura para todo" en que algunos han intentado convertirla. Uno de los principales problemas es que la mayoría de productos de soja están hechos de semillas de soja que han sido genéticamente modificadas, y un creciente campo de investigación señala hacia los potenciales peligros de los alimentos genéticamente modificados (GMO). En un reciente estudio, hámsteres alimentados con soja genéticamente modificada perdían la capacidad de reproducirse y experimentaban mayores niveles de mortalidad infantil.[22]

Como con cualquier producto que sea demandado generalmente, la respuesta de la industria es proporcionarlo en grandes cantidades y diferentes formas. Sin embargo, esto plantea algunas preocupaciones. Por ejemplo, utilizar fórmulas para bebé basadas en la soja promueve niveles muy elevados de fitoestrógeno en niños por razones no válidas científicamente, y muchos ahora están comenzando a sentir que eso puede ser peligroso. Cierto tipo de cáncer de mama, el MCF-7, parece en realidad ser promovido por la genisteína en lugar de ser inhibido por ella, así que han surgido más preguntas sobre los beneficios de la soja (notemos que los estudios al respecto están en sus primeras etapas y que se ha mostrado que las células de cáncer de mama MCF-7 ya tienen que estar presentes para que la genisteína las promueva; no fomentará su desarrollo inicial). Sin duda, esto hace que añadir soja a su dieta valga la pena que lo consulte con su médico, pero la soja sigue pareciendo muy beneficiosa para hombres con cáncer de próstata, especialmente si puede encontrarla en una forma que no haya sido genéticamente modificada. Edamame (semillas de soja), miso, semillas de soja tostadas, tofú y harina de soja son buenas fuentes de isoflavonas de soja. La leche de soja, salsa de soja y aceite de soja son muy bajos en isoflavonas.

15. CILANTRO

El culantro es una hierba europea de la familia del perejil. Sus hojas son conocidas como cilantro (o perejil chino). Las hojas de cilantro ayudan a eliminar metales pesados acelerando la excreción de plomo, cadmio, amianto, mercurio y aluminio mediante la orina, haciendo que sea una manera barata de quelar metales tóxicos del cuerpo. El Dr. Yoshiaki Omura, que es oncólogo, ha estado tratando a pacientes con cáncer de mama, de pulmón, de colon y de próstata con un método en el cual combina el uso del cilantro con uno de los muchos métodos de mejora de toma de medicamentos presionando firmemente en puntos de acupuntura.

Según el Dr. Omura, el consumo de medicamentos puede ser inhibido por ropas sintéticas, sujetadores, collares, pendientes, relojes cuyas baterías estén orientadas con el polo positivo hacia el cuerpo y anillos o brazaletes de metal. El Dr. Omura también examina los dormitorios de los pacientes por la posibilidad de que haya invisibles, pero dañinos campos electromagnéticos, los cuales él cree que pueden contribuir también al cáncer.

Yo recomiendo que pida usted pastillas de cilantro del Dr. Omura (véase el Apéndice A), especialmente si no puede tolerar el sabor del cilantro. Para aquellos a quienes les gusta el sabor, también recomiendo utilizar cilantro fresco en ensaladas, sopas, salsas, tacos o como aderezo con cualquier plato.

16. CHOCOLATE

Cuando se trata de chocolate, cuanto más oscuro sea mejor, porque cuanto más oscuro es el chocolate, mayor es la concentración de cacao. Aunque las semillas de cacao tienen aproximadamente de un 50 a un 57 por ciento de grasa, las grasas buenas (ácido oleico, una grasa monoinsaturada que también se encuentra en el aceite de oliva) sobrepasan a las malas en el chocolate negro, así que es neutral en sus efectos sobre el colesterol en sangre. Lo mismo no es cierto del chocolate con leche. El chocolate negro tiene un índice glicémico relativamente menor, pero depende de su contenido en azúcar. Debido a estos atributos, si se come con moderación, el chocolate negro puede dar más sabor a los postres sanos, como bayas, o ser parte de un aperitivo lleno de energía.

La razón de que el chocolate negro pudiera valer la pena a pesar de sus calorías (aparte de su sabor) es que está lleno de polifenoles. Cincuenta gramos de chocolate negro tiene más polifenoles que una taza de té verde y unas dos veces más que un vaso de vino tinto. El chocolate también contiene proantocianidinas. La investigación ha descubierto que las proantocianidinas pueden ralentizar el proceso de ciertos cánceres (particularmente el cáncer de pulmón) e inhibir la angiogénesis. Aunque es necesaria más investigación para confirmar esos descubrimientos, hay una creciente evidencia de que estas proantocianidinas interfieren en varios eventos en la formación y progresión de cánceres, obstaculizándolo y ralentizándolo lo suficiente para que un sano sistema inmunológico se ocupe de ello con facilidad.

Sin embargo, recuerde que es con moderación, al igual que es cierto con el vino tinto (mejor limitado a un vaso al día). Una onza y media de chocolate negro al día debería darle el máximo beneficio de este "alimento de lujo" sin inclinar la balanza hacia la dirección incorrecta debido a su alto contenido en azúcar y grasa. No escoja chocolate con leche sino chocolate negro que contenga al menos un 70 por ciento de masa de cacao (como el chocolate Dagoba), y asegúrese de que sea bajo en azúcar.

DESACTIVAR LOS FACTORES DE RIESGO

¡Qué persona tan poderosa es nuestro Señor Jesucristo, y qué maravillosa creación ha provisto el Padre para nosotros tan llena de cosas maravillosas que comer y que también nos darán una larga y sana vida! Qué gran compasión ha utilizado Dios al ejercer su poder. Lea los Evangelios y verá a Jesús yendo de lugar en lugar, ofreciendo constantemente sanidad y perdón a todos los que se acercaban a Él. Uno de mis relatos favoritos es esta historia de sanidad de una enfermedad verdaderamente temible:

> Cuando descendió Jesús del monte, le seguía mucha gente. Y he aquí vino un leproso y se postró ante él, diciendo: Señor, si quieres, puedes limpiarme. Jesús extendió la mano y le tocó, diciendo: Quiero; sé limpio. Y al instante su lepra desapareció.
>
> —MATEO 8:1-3

Sanar a las personas sigue siendo el deseo de Dios en la actualidad. ¿Se ha acercado usted a Él últimamente para obtener su sanidad? ¿Y su compasión? ¿Y su poder? Él está listo para darle todas esas cosas buenas, mediante su poder sobrenatural cuando sea necesario, pero con mayor frecuencia mediante la sabiduría de Él diaria para vivir una vida que refleje su compasión para el mundo. Si estamos lisiados por la enfermedad o el cáncer —especialmente si se debe a que hemos sido negligentes en cuanto a la abundancia de cosas buenas que Él nos ha dado para comer y mantenernos fuertes y llenos de vida—, ¿qué tipo de testimonio somos de un Dios tan amoroso? Quiero asegurarle que el Señor ya tiene una gran compasión en nuestros alimentos y también una buena cantidad de poder: ¡poder para sanar y luchar contra el cáncer! A nosotros nos corresponde, sin embargo, incorporarlos a nuestra dieta y tener el dominio propio necesario para alejarnos de las cosas que nos harán daño; y de eso hablaremos en el siguiente capítulo.

Una oración de LA CURA BÍBLICA para usted

Padre, te doy muchas gracias por todas las cosas maravillosas que tú nos has dado en esta tierra, especialmente los abundantes alimentos llenos de poder nutritivo y sanador. Ayúdame a desear esos buenos alimentos al igual que a desear agradarte a ti en mi caminar diario y mi estilo de vida en la tierra. Que nunca dé por sentadas las cosas maravillosas que tú nos has dado para nuestra salud y plenitud de vida.

Te doy gracias en el nombre que es sobre todo nombre, Jesucristo, el gran Sanador. Amén.

Una receta de **LA CURA BÍBLICA**

Escoja sus alimentos poderosos

¿Está usted comiendo sus alimentos poderosos? De la siguiente lista, marque los que coma regularmente, y ponga en un círculo los que necesite comenzar a añadir a su dieta, ¡AHORA!

- ❏ Alcachofa
- ❏ Brócoli
- ❏ Brócoli germinado
- ❏ Coles de Bruselas
- ❏ Grosellas negras
- ❏ Frambuesas negras
- ❏ Arándanos
- ❏ Col
- ❏ Coliflor
- ❏ Apio
- ❏ Pescado de agua fría
- ❏ Chocolate negro (1 onza y media)
- ❏ Linaza
- ❏ Ajo

- ❏ Toronja
- ❏ Té verde
- ❏ Col rizada
- ❏ Limones/limas

- ❏ Mandarina
- ❏ Verduras variadas
- ❏ Cebollas
- ❏ Perejil
- ❏ Piña
- ❏ Granada (o su jugo)
- ❏ Frambuesas
- ❏ Uvas rojas
- ❏ Vino tinto (o extracto)
- ❏ Fresas
- ❏ Mandarinas
- ❏ Tofú
- ❏ Tomates
- ❏ Cúrcuma (curry en polvo)
- ❏ Berro
- ❏ Trigo germinado
- ❏ Naranjas enanas

Capítulo 4

ALIMENTOS A EVITAR QUE ALIMENTAN EL CÁNCER

CUANDO EL REY David experimentó sanidad por mano de Dios, elevó su corazón en alabanza declarando: "Jehová Dios mío, a ti clamé, y me sanaste" (Salmo 30:2). Espero que también usted esté elevando su corazón diariamente al Señor; sí, clamando a Él por ayuda siempre que la necesite. Ni siquiera tiene que pronunciar palabras, como dijo Víctor Hugo en una ocasión: "Ciertos pensamientos son oraciones. Hay momentos en que, cualquiera que sea la actitud del cuerpo, el alma está de rodillas".[1]

Cuando busque al Señor en sus pensamientos y oraciones, recuerde que la restauración de la salud, desde un punto de vista médico, normalmente implica algún tipo de desintoxicación del cuerpo para abrir camino a la restauración de los procesos sanos. Sencillamente hay cosas que no necesitamos en nuestros sistemas, y un estupendo lugar donde comenzar es evitando —o al menos minimizando— la ingesta de alimentos que se ha demostrado que fomentan cáncer en lugar de derrotar al cáncer.

CÁNCER: EL ADICTO A LA COMIDA BASURA

En general, los cánceres se alimentan de azúcares. Cuando usted escoge comer azúcar, está dando al cáncer su alimento favorito. Las células cancerosas tienen metabolismos hasta ocho veces más elevados que los de las células normales, así que las rápidas subidas de híper energía proporcionadas por altos niveles de glucosa en su flujo sanguíneo crean un terreno muy fértil para que los cánceres se desarrollen, crezcan y se extiendan. De hecho, uno de los primeros métodos de detección que se utilizan ahora para localizar tumores es inyectar al paciente glucosa radiactiva y entonces hacerle un escáner de emisión de positrones (PET). Ya que un tumor engullirá azúcar en la sangre, cualquier tumor aparece como una brillante y blanca mancha en las imágenes del PET. Individuos sin tumores no tendrán tales manchas.

Añadamos a eso el hecho de que elevados niveles de azúcar también impiden funciones del sistema inmunológico y avivan las "llamas" de la inflamación, y de repente el azúcar se convierte en un doble aliado del cáncer. Por tanto, el primer paso para cualquier dieta para el cáncer es reducir su ingesta de azúcar y evitar o limitar los alimentos muy glicémicos, pues ambas cosas alimentan el cáncer.

El índice glicémino (IG) da una indicación del ritmo al que diferentes carbohidratos y alimentos se descomponen para liberar azúcar en el flujo sanguíneo. Los alimentos muy glicémicos con alimentos que elevan el azúcar en sangre rápidamente. La Universidad de Sydney administra una página web en www.glycemicindex.com que le permite buscar alimentos y ver su índice glicémico. Cuanto más rápidamente un alimento sea convertido en azúcar, más rápidamente se eleva el azúcar en sangre y más elevado es el índice glicémico. Los alimentos procesados y los que son altos en carbohidratos refinados normalmente tienen mayores índices glicémicos. Los alimentos que tienen un índice glicémico de 55 o menos son considerados glicémicos bajos. Las verduras sin fécula normalmente tendrán un IG alrededor del 0 al 1. El índice glicémico es sólo para los carbohidratos y no para las grasas y las proteínas. Los azúcares y los carbohidratos que se digieren rápidamente, como el pan blanco, el arroz blanco y el puré de patatas instantáneo, elevan el azúcar en sangre rápidamente y tienen un IG de

70 o más. Alimentos como frijoles, guisantes, lentejas, batatas y otras verduras de hoja verde se digieren más lentamente y liberan azúcares de forma gradual en el flujo sanguíneo. Se consideran glicémicos bajos, con un IG de 55 o menos. Para más información sobre el índice glicémico, por favor lea mi libro *La dieta "Yo sí puedo" de Dr. Colbert*.

Ingerir fibra soluble antes de las comidas o comer alimentos altos en fibra disminuirá el índice glicémico del alimento, al igual que lo hará cocinar con aceites sanos como aceite de oliva, aceite de nuez de macadamia y otros.

La siguiente es una regla general para esto si no tiene usted manera de buscar en la web el número de índice glicémico: juzgue por el color. Los alimentos blancos (pan blanco, azúcar blanco, arroz blanco, patatas asadas, pastas blancas, etc.) tienden a estar más arriba en la escala de índice glicémico que las coloridas frutas y verduras: batatas, frijoles, guisantes, lentejas y pan Ezequiel 4:9. A fin de no alimentar al cáncer, es mejor evitar los azúcares refinados, las harinas refinadas y también los edulcorantes artificiales (especialmente alimentos y bebidas que contengan aspartame, que tiene sus propios vínculos con el cáncer). El chocolate oscuro es mejor que el chocolate más claro. Aunque esto puede que no sea universalmente cierto, es al menos algo a tener en mente cuando usted coma fuera o esté viajando.

Según un reciente estudio, hay evidencia de que las células cancerosas también necesitan glutamina, un aminoácido, para utilizar glucosa, y que en ausencia de glutamina la glucosa no se utilizará.[2] Esta investigación puede conducir a posibilidades para nuevos medicamentos que bloqueen la glutamina para el tratamiento del cáncer. Sin embargo, tanto las células normales como las cancerosas necesitan glutamina y glucosa para realizar sus funciones, por tanto, como interés dietético general para alguien que no tenga cáncer, será mejor que se preocupe por disminuir su ingesta de azúcar evitando alimentos muy glicémicos y azúcar que preocupándose por sus niveles de glutamina. También, muchos pacientes de cáncer tienen un equilibrio de nitrógeno negativo o deficiencia de proteínas, y limitar la glutamina lo fomentará.

> Aconteció un día, que él estaba enseñando, y estaban sentados los fariseos y doctores de la ley, los cuales habían venido de todas las aldeas de Galilea, y de Judea y Jerusalén; y el poder del Señor estaba con él para sanar.
>
> —LUCAS 5:17

En esta categoría, los refrescos de todo tipo la violan, aun si no están azucarados con jarabe de maíz alto en fructosa. Los edulcorantes artificiales parecen ser tan malos como los azúcares, si no peores. Un reciente estudio calculó que los individuos que consumen dos o tres refrescos por semana tienen un 87 por ciento de mayor riesgo de cáncer de páncreas que quienes no lo hacen. Sin embargo, se necesita más investigación al respecto, ya que beber refrescos es de algún modo difícil de separar de otros elementos dañinos como fumar, la ingesta calórica, tener sobrepeso y tener diabetes tipo 2, ya que muchos que beben muchos refrescos también participan en una o más de estas actividades.[3]

Los tés fríos no edulcorados o las aguas de soda o seltz son buenos sustitutos, y recuerde añadir un limón o lima exprimidos. Los jugos de verduras naturales —especialmente si usted los prepara en casa con su propio exprimidor— son opciones maravillosas, en especial ya que tienen el beneficio añadido de desintoxicar el cuerpo, pero añada 1 ó 2 cucharadas de la pulpa al jugo. Probablemente, la mejor manera de obtener la mayor dosis de carotenoides sea beber un vaso hasta la mitad o lleno de jugo de zanahoria fresco. Yo normalmente lo hago varios días por semana a media mañana. Procesar las zanahorias en un exprimidor hace un perfecto cóctel de zanahorias. El exprimidor hace pedazos las fibras de la zanahoria, liberando el beta-caroteno. (Una vez más, recuerde añadir 1 ó 2 cucharadas de la pulpa al jugo para disminuir el índice glicémico del jugo).

GRASAS Y ACEITES

Aunque tener sobrepeso ha sido muy vinculado al riesgo de cáncer, la discusión general acerca del consumo de grasas ha sido un poco confusa. Muchos actúan como si todas las grasas fueran iguales y, así, sugieren encontrar dietas que reduzcan las calorías en un rango de un 32.7 por ciento de nuestra dieta (la media americana) hasta un 10 ó 15 por ciento. Mantener baja la ingesta de grasa se ha demostrado que reduce el riesgo de cáncer, ya que culturas con el menor consumo de grasa también tienen la menor incidencia de cáncer, pero los estudios están ahora sugiriendo que reducir grasas de carnes, aceites procesados y productos lácteos es mejor que simplemente reducir calorías de cualquier tipo de grasas.

¿Cómo reconoce usted las grasas malas? En primer lugar, evite todas las grasas trans, hidrogenadas o parcialmente hidrogenadas. Estas son las grasas más tóxicas y son muy inflamatorias. En segundo lugar, evite todos los alimentos muy fritos, que también son muy inflamatorios. Otras grasas malas incluyen las grasas *saturadas* y las excesivamente *poliinsaturadas*, las cuales los americanos son culpables de consumir. Ya que las grasas malas están relacionadas con muchos tipos diferentes de cáncer, aprenda a reconocer estos peligrosos tipos de grasa y limitarlas o evitarlas. Las grasas poliinsaturadas son normalmente grasas omega-6 y residen principalmente en la mayoría de aceites vegetales, incluyendo: aceite de cártamo, aceite de algodón, aceite de girasol, aceite de soja, aceite de maíz, la mayoría de aliños para ensaladas y muchos alimentos procesados y comidas rápidas. Las grasas saturadas provienen de productos animales como: leche entera, carne roja con vetas, cerdo, pieles de pollo y pavo, beicon, queso, helado y mantequilla. Permanezca alejado de ellas todo lo posible.

Las grasas más peligrosas son las grasas trans o los aceites hidrogenados y parcialmente hidrogenados, los cuales son calentados en presencia de hidrógeno y catalizadores metálicos para aumentar su vida mientras están almacenados. Este proceso crea *grasas trans*, que se está demostrando en estudio tras estudio que son el tipo de grasas más peligroso. Aunque esto ha alentado a las personas a buscar "no grasas trans" o "libre de grasas trans" en las etiquetas de productos, esto puede ser engañoso, porque lo único que los fabricantes tienen que hacer para obtener esa clasificación es reducir las grasas trans por ración a menos de medio gramo. Aunque nadie diría que cinco nachos (tortilla chips), por ejemplo, son una ración, si designar cinco nachos como una ración es lo que se necesita para mantener la ración de grasas trans por debajo de medio gramo, entonces eso es lo que puede que se haya hecho para poder poner la frase "no grasas trans" en la parte frontal de la bolsa o en la etiqueta. Los productores son muy astutos, y uno debe leer los ingredientes y evitarlo si contiene grasa hidrogenada o parcialmente hidrogenada en la lista de ingredientes. Las grasas trans desplazarán ácidos grasos esenciales en el cuerpo, pero con ninguno de sus beneficios, y desencadenarán inflamación en el cuerpo. Alimentos como margarina, muchos tipos de patatas fritas, donuts, pasteles y cubiertas para pasteles son altos en grasas trans.

¿AHUMADOS, PROCESADOS, SALADOS O A LA PARRILLA?

Como dijimos anteriormente en este libro, las carnes cocinadas a altas temperaturas producen productos químicos tóxicos como HCA, que de otro modo no estaría en las carnes, algunos de los cuales se han relacionado con cánceres de estómago y del sistema digestivo. Las carnes ahumadas y procesadas también deberían evitarse, al igual que los alimentos conservados en sal.

Los alimentos procesados y fritos (en particular carnes como beicon, salchichas, jamón, salami o pepperoni) son normalmente altos en *productos finales de glicosilación avanzada* (AGE), los cuales aumentan la inflamación sistémica e inhiben el sistema inmunológico, lo cual prepara el escenario para que se produzca el cáncer. Los AGE aparecen en abundancia en alimentos que son calentados, pasteurizados, secados, ahumados, fritos o hechos a la parrilla. El AGE oxida cualquier cosa con la que pueda conectar, causando el estrés oxidativo que está muy relacionado con la inflamación. Como tales, los AGE parecen aumentar los riesgos de enfermedades del corazón, diabetes, enfermedades del riñón y otras enfermedades crónicas.

¿CÓMO ESTÁ SU PH?

Entienda que el cáncer se desarrolla en un cuerpo ácido; por tanto, debemos aprender cómo alcalinizar nuestros tejidos. Alimentos y bebidas alcalinas ayudan a elevar el pH de sus tejidos, lo cual capacita a su cuerpo para expulsar más toxinas y normalmente ralentiza el crecimiento de los tumores. Los alimentos ácidos revierten este proceso y fomentan así la retención de toxinas que puede conducir al daño celular y mutaciones, y el crecimiento de tumores.[4]

El lugar donde comenzar con esto es asegurarse de tener un buen suministro de agua limpia y alcalina en su hogar y donde trabaja, aun si tiene que llevarla con usted cada día. Me gusta decir que el agua es el desintoxicante definitivo. El agua limpia y alcalina sin ninguna impureza descarga su hígado y sus riñones y ayuda a la función del colon tal como debería. También ayuda a elevar el pH de sus tejidos, fomentando la desintoxicación a nivel celular.

Si no nos desintoxicamos regularmente, pueden acumularse toxinas en nuestro cuerpo, causando inflamación, estresando nuestro hígado y dañando nuestro ADN, los principales elementos moleculares de la vida, causando que células originalmente sanas muten y comiencen el proceso del cáncer. El aire de las ciudades es uno de los mayores ofensores. Hidrocarbonos, polución, humo de cigarrillos y otras sustancias tóxicas con frecuencia lo contaminan.

En zonas rurales, los pesticidas, muchos de los cuales son cancerígenos, se pulverizan sobre las cosechas cada año. Toneladas y toneladas de basura venenosa se queda en lugares de agua tóxica, y muchos de esos lugares en América amenazan con filtrar sus toxinas al suministro de agua. Nuestros animales de granja se alimentan también con antibióticos y hormonas. A medida que los agentes causantes de cáncer aumentan a nuestro alrededor, debemos seguir las estrategias dadas por Dios para ganar la guerra contra sus dañinos efectos.

Debido a la preocupación que plantean, yo aliento a mis pacientes a que utilicen tiras de pH para analizar su orina, especialmente la primera en la mañana y durante el día si es necesario. Generalmente, mis pacientes tienen un pH de 5.0, que es aproximadamente cien veces más ácido de lo que debería ser. Un pH de 7.0 se considera neutral; por encima de eso se considera alcalino. El pH de una orina sana es ligeramente alcalino, entre 7.0 y 7.5. (Notemos que un pH muy alcalino puede hacer su cuerpo más susceptible a la infección; por tanto, una vez más, ligeramente alcalino es un equilibrio adecuado).

Para revertir un nivel de mucha acidez, sugiero que beba agua natural, jugos de verduras orgánicas con el desayuno y a media mañana. Añadir 1 ó 2 cucharadas de pulpa a los jugos también ayudará a disminuir el índice glicémico del jugo. Añada limón o lima a su agua durante el día. Polvos ricos en fitonutrientes como Green

Superfood mezclados en jugos o batidos también ayudan a limpiar y alcalinizar el cuerpo. Una estupenda fuente de recetas para jugos es el libro de Gwynn Palmer *Eat Well and Live!* y mi libro *Toxic Relief.*

Los jugos hechos con germinados, hierba de trigo, hierba de cebada, hierba de avena, algas spirulina, chlorella y verdeazulada son maravillosos para revertir la acidez, y además son muy altos en clorofila. Se ha descubierto que la clorofila tiene efectos anticáncer, ya que protege al ADN de las radiaciones dañinas. También se ha demostrado que estos alimentos tienen propiedades antivirales, antitumorales y antiinflamatorias. De hecho, tales alimentos pueden realmente inhibir los carcinógenos en carnes cocinadas y hasta en humo de cigarrillos. Yo recomiendo que los pacientes hagan regularmente una bebida de clorofila que contenga uno o más de estos potentes alimentos en polvo. Advertencia: si tiene usted un elevado nivel de suero de hierro o ferritina, puede que necesite limitar sus alimentos verdes (véase el Apéndice A).

Para mantener equilibrado el pH de su cuerpo, debería comer una ración de verduras y una fruta (u otro alimento alcalinizante) por cada alimento ácido que coma (incluso carne o semillas). En general, los alimentos alcalinizantes son también antiinflamatorios, y los alimentos ácidos son típicamente inflamatorios, así que seguir los dictados de la dieta mediterránea con un giro antiinflamatorio es ya un estupendo lugar para haber abordado este punto. Aunque realmente no tengo espacio suficiente en este libro para enumerar todos los alimentos alcalinos y ácidos, sí tengo una detallada descripción de ellos en mis libros *Los siete pilares de la salud, Toxic Relief* y *Buena salud a través de la desintoxicación y el ayuno* (véase Apéndice B).

Además, hay una creciente evidencia de que los tumores no se desarrollan bien en un medio alcalino. El oncólogo italiano, Dr. Tullio Simoncini, ha estado experimentando tratar tumores con bicarbonato de sodio, bicarbonato de sosa común, y ha obtenido notables resultados.

En su destacada tesis, *El cáncer es un hongo*, el Dr. Simoncini presenta su caso de aplicar bicarbonato de sosa directamente a zonas cancerosas y explica que destruye las colonias de hongos que yacen en el núcleo de los tumores y, así, disuelve el cáncer. El tratamiento parece funcionar mejor para cánceres de garganta, colon, intestino, zona rectal y tubo digestivo, según el Dr. Simoncini, ya que son más fáciles de alcanzar ingiriendo bicarbonato de sosa.[5] Aunque este tratamiento se sigue investigando, yo recomendaría encarecidamente que comience usted alcalinizando su orina bebiendo agua alcalina, jugos, añadiendo limón y lima a su agua, y tomando suplementos altos en clorofila. También, bicarbonato de sosa sin aluminio, en tiendas de dietética, o Vaxa Buffered pH son excelentes suplementos para elevar el pH de la orina (véase el Apéndice A). No utilice bicarbonato de sosa sin aluminio si tiene hipertensión.

AMENAZAR A LAS AMENAZAS

Las "amenazas" que hemos estado viendo en este capítulo no son la última palabra sobre nuestra salud. Como cristianos, tenemos al Señor de nuestro lado, asegurándose de que nada nos produzca una derrota definitiva, ni siquiera la muerte misma. Así es como lo expresó el apóstol Pablo:

> ¿Qué, pues, diremos a esto? Si Dios es por nosotros, ¿quién contra nosotros? El que no escatimó ni a su propio Hijo, sino que lo entregó por todos nosotros, ¿cómo no nos dará también con él todas las cosas?
>
> —ROMANOS 8:31-32

Sin embargo, la fe obra mediante las promesas de Dios y la adhesión a su sabiduría. Escogiendo las cosas correctas que comer que Dios nos dio de modo natural en la Creación para sustituir a las incorrectas, podemos tener mucha más confianza en que sus promesas de salud divina son nuestras. Continúe edificando su fe y su sabiduría para derrotar al cáncer a medida que sigue explorando *La nueva cura bíblica para el cáncer*.

Una oración de **LA CURA BÍBLICA** para usted

Querido Dios, creo en tus promesas. Por favor, ayúdame a edificar mi fe de las siguientes maneras:

_____

_____

_____

Gracias, en el nombre de Jesucristo, ¡el gran Sanador! Amén.

 ## Una receta de **LA CURA BÍBLICA**

Fortalecer su fe para vencer el cáncer

Tome un momento para considerar su nivel de fe en las promesas de Dios tal como se relaciona con su batalla contra el cáncer. A medida que lo haga, piense en cosas que puede usted hacer para seguir edificando su fe y su sabiduría en cuanto a cómo vivir en la salud que Dios planeó para todos nosotros cuando Él creó la tierra.

Capítulo 5

NUTRIENTES QUE LE PROPORCIONAN UNA VENTAJA EXTRA

AUNQUE YA HEMOS hablado de los "alimentos en polvo" clave que pueden proporcionar a nuestro cuerpo tremendas defensas contra el cáncer, ahora necesitamos pasar al siguiente nivel y ver qué suplementos podemos añadirles para asegurarnos de que estamos obteniendo lo que necesitamos cada día. Puede ser difícil planear sus comidas diarias de modo que incluyan cada alimento que debería usted consumir para obtener los máximos beneficios anticáncer, pero añadiendo un régimen diario de suplementos de fitonutrientes, suplementos que refuerzan el sistema inmunológico y nutrientes anticáncer, puede usted tener una buena cantidad de protección solamente por sus beneficios. Con frecuencia se les llama *fitonutrientes*. Han existido en nuestros alimentos desde que Dios creó la tierra y la ciencia solamente está comenzando a descubrir su increíble potencial.

Un hecho de salud de LA CURA BÍBLICA

El poder que se nos da en las plantas

Los *fitoquímicos* (siendo fito- un prefijo griego para "planta") son la nueva frontera nutricional, y la investigación ya realizada sobre ellos ha pasado a cobrar mucha velocidad. En una época en que cada vez más cánceres se catalogan como relacionados con la dieta, el Instituto Nacional del Cáncer está tan convencido del potencial de los fitoquímicos que ha comprometido millones de dólares para investigación. Existen cientos de miles de fitoquímicos en los alimentos que comemos, casi todos ellos en frutas y verduras.[1] Trabajando juntos, estos "nutrientes vegetales" muestran un increíble potencial para reducir la inflamación, inhibir el crecimiento de tumores, bloquear toxinas carcinógenas y aumentar el número de células asesinas naturales que recorren nuestro cuerpo buscando rebeldes celulares.

> Y junto al río, en la ribera, a uno y otro lado, crecerá toda
> clase de árboles frutales… y su fruto será para comer, y su
> hoja para medicina.
>
> —EZEQUIEL 47:12

Emocionante, ¿verdad? Probablemente quiera usted saber más sobre los fitonutrientes y suplementos que necesita para estar sano y luchar contra las enfermedades y cómo obtenerlos en su dieta diaria. Bien, ¡aquí está la información que necesita! (No se presentan en ningún orden en especial).

COMPLEJOS VITAMÍNICOS (CON MINERALES)

Toda buena rutina de suplementos que fomenten la salud debería comenzar con un complejo vitamínico y mineral. Aunque en las siguientes páginas haré una breve descripción de vitaminas, minerales y nutrientes individualmente, es importante recordar que la lucha contra el cáncer comienza con estar sano y mantener un sano y fuerte sistema inmunológico. La investigación muestra que desde una edad joven, el cuerpo se ocupa de cincuenta a cien células mutadas —por ejemplo, potencialmente cancerígenas— casi cada día de su vida, pero solamente a medida que su cuerpo y sus sistemas se estresan con la edad, la falta de sueño, tener sobrepeso, no hacer suficiente ejercicio, una mala dieta, fumar, demasiado estrés por el trabajo o la vida, una carga excesiva de toxinas y una función del hígado puesta en compromiso, el cáncer puede cobrar ventaja en su cuerpo. Le recomiendo encarecidamente que lea *Los siete pilares de la salud* para aprender más sobre estos problemas. Mantener un peso sano, descansar lo suficiente, manejar el estrés, hacer ejercicio regularmente, comer correctamente y obtener las adecuadas cantidades diarias recomendadas de los nutrientes apropiados es el mejor plan para mantener el cáncer fuera de su vida o de disminuir su potencia a medida que lucha usted para eliminarlo.

Por tanto, encuentre un complejo vitamínico con minerales de buena calidad para utilizarlo como la base de su rutina de suplementos. Hablo de esto con detalle en mi libro *Los siete pilares de la salud*. Muchos complejos vitamínicos están divididos por sexo o según los problemas de salud, así que asegúrese de añadir a ellos los suplementos individuales que sean necesarios para sus intereses particulares o sus problemas de salud.

La Junta de Alimentos y Nutrición del Instituto de Medicina ha sustituido la antigua CDR (cantidad diaria recomendada) por valores IDR (ingesta dietética de referencia). Algunos de los niveles de nutrientes en la IDR son más elevados que en la CDR. Un buen complejo vitamínico debería incluir las siguientes vitaminas y minerales para la prevención del cáncer:

- **Ácido fólico:** Necesitamos las ocho vitaminas B diariamente. Sin embargo, quizá la vitamina B más importante para la prevención del cáncer sea el ácido fólico. Solamente una leve deficiencia de ácido fólico puede fomentar displasia cervical, que es una enfermedad premaligna. El ácido fólico es importante para la reparación del ADN. En un estudio, pacientes que tomaban la cantidad más alta de ácido fólico tuvieron una significativa reducción en el riesgo de desarrollar pólipos premalignos en el colon.[2]

- **Vitamina A:** Esta vitamina inhibe el desarrollo de tumores cancerosos y puede promover la remisión de lesiones orales premalignas denominadas leucoplaquia. Las cuatro vitaminas solubles en grasa A, D, E y K pueden estar agotadas en pacientes de cáncer debido a la mala absorción de grasa, que es muy común, especialmente en cánceres avanzados.

- **Zinc:** Inadecuados niveles de zinc afectan a la célula asesina natural y a la actividad de células-T, lo cual disminuye la capacidad del sistema inmunológico para defender al cuerpo. Bajos niveles de zinc también ralentizan la sanidad de las heridas por cirugía y la reparación de tejidos por quimioterapia y radiación. El zinc también necesita ser equilibrado con cobre.

- **Cobre:** Este mineral es también muy importante para la sana función del sistema inmunológico. La deficiencia de cobre está relacionada con menor actividad de las células asesinas naturales.

- **Cromo:** Este mineral trabaja con la insulina para estabilizar los niveles de azúcar en sangre, lo cual baja el suministro de combustible para el cáncer. Recuerde: el combustible favorito del cáncer es el azúcar.

SELENIO

El selenio y el sulfuro son parte del glutatión peroxidasa, que es el antioxidante y agente desintoxicador más importante del cuerpo. Estudios en animales han mostrado que el selenio ayuda a inhibir la formación de tumores y también puede ralentizar su crecimiento.

El selenio es un mineral muy importante para nuestro cuerpo, sin embargo, la mayoría de americanos sólo obtiene entre 60 y 100 mcg de él al día en lugar de los recomendados 200 mcg.[3] Este mineral ayuda a prevenir que las moléculas de ADN dañadas se repliquen y repitan los errores que se convierten en mutaciones de células. Más de cien estudios se han realizado en animales y han mostrado que el selenio es un potente preventivo de formaciones de tumores. En pruebas con personas también se ha demostrado que es un fuerte preventivo al igual que un ralentizador de cánceres existentes, en particular del cáncer de próstata. En un estudio, redujo la incidencia de cáncer de pulmón casi en un 50 por ciento.[4] Aunque se sigue investigando sobre este valioso mineral, no es demasiado pronto para asegurarse de estar obteniendo la cantidad diaria recomendada de él en su complejo vitamínico. Yo recomiendo 200 mcg al día de selenio.

Vitamina D$_3$

¿Es posible que la luz del sol pudiera ser un preventivo del cáncer? Recientes estudios parecen indicar que elevados niveles de vitamina D, la cual la piel fabricará en nuestro cuerpo cuando está expuesta a la luz del sol, puede reducir el riesgo de cáncer de mama, de próstata y de otros cánceres tanto como un 66 por ciento.

En un estudio realizado con 1.760 enfermeras, Cedric Garland, coautora del estudio, dijo:

> Los datos son muy claros, mostrando que los individuos en el grupo con los menores niveles en sangre tenían los mayores índices de cáncer de mama, y los índices de cáncer de mama cayeron a medida que aumentaban los niveles en sangre de 25-hidroxivitamina D… El nivel de suero relacionado con una reducción del 50 por ciento en riesgo podría mantenerse tomando 2000 unidades internacionales de vitamina D$_3$ diariamente, y también, cuando el tiempo lo permita, pasar de 10 a 15 minutos cada día al sol.[5]

JoEllen Welsh, investigadora de la Universidad Estatal de Nueva York en Albany, ha dirigido investigaciones sobre vitamina D durante veinticinco años. Ella descubrió que cuando ratones inyectados con células de cáncer de mama eran tratados con vitamina D, después de varias semanas los tumores encogían en un 50 por ciento, y algunos hasta desaparecían.[6]

En un estudio publicado en el *American Journal of Preventative Medicine* en 2007, el coautor del estudio, Edward Gorham, dijo:

Aunque en este análisis descubrimos que elevar el nivel de suero de 25-hidroxivitamina D a 34 ng/ml reducía la incidencia de cáncer colorectal a la mitad… Proyectamos una reducción de dos tercios en incidencia con niveles de suero de 46 ng/ml, lo cual corresponde a una ingesta diaria de 2000 UI de vitamina D_3. Esto se conseguiría mejor con una combinación de dieta, suplementos y de 10 a 15 minutos al día al sol.[7]

Yo defendería seguir su consejo y añadir de 2000 a 5000 UI de vitamina D_3 a sus suplementos diarios. Yo también compruebo los niveles de suero 250HD3 y ajusto la dosis de vitamina D_3 del paciente hasta alcanzar un nivel de 50 a 100 ng/ml. El paciente con bajos niveles de vitamina D_3 puede que necesite tomar 5000 IU de vitamina D_3 al día durante tres o cuatro meses y después comprobar de nuevo su nivel de vitamina D_3. La mayoría de pacientes pueden finalmente mantenerse en una dosis de 2000 a 4000 IU al día (véase el Apéndice A).

RESVERATROL

Como ya hemos hablado en el capítulo 3, el resveratrol, un compuesto que se encuentra en las uvas rojas y el vino tinto, tiene maravillosos efectos anticarcinógenos, y está disponible sin el alcohol en suplementos (véase el Apéndice A). El resveratrol tiene la capacidad de interferir en varios procesos que son importantes en la progresión de los tumores y es muy eficaz en la prevención del cáncer de mama, colon y esófago.

ÁCIDOS GRASOS OMEGA-3 (EFA Y DHA)

Una ingesta más elevada de ácidos grasos omega-3, obtenida mediante comer pescado de agua fría, como salmón y sardinas, o más cómodamente tomando cápsulas de aceite de pescado de grado farmacéutico, se ha relacionado con menor inflamación y menor riesgo de cáncer, al igual que con multitud de otros beneficios para la salud. Hay una buena evidencia de que estos ácidos grasos reparan células y ADN, evitando que haya mutaciones en la reproducción celular. Trabajan para "apagar" la producción de moléculas necesarias para el ciclo del cáncer y "encender" genes que señalan apoptosis (muerte celular) en células antes de que puedan convertirse en tumores maduros.

Debido a estos efectos positivos, yo aliento a que se tome diariamente un suplemento de aceite de pescado de grado farmacéutico que no esté rancio. Una buena dosis para la mayoría de personas a incluir en sus suplementos normales sería 300 mg tres veces por día, con 180 mg EPA y 120 mg DHA en cada cápsula.

CURCUMINA

La curcumina, el valioso compuesto que se encuentra en la especia cúrcuma, puede ayudar a prevenir o luchar con los cánceres de próstata, páncreas, mama y colon. Probablemente lo hace porque la curcumina inhibe la enzima COX-2 que fomenta la inflamación. La aspirina también inhibe la enzima COX-2 y ayuda a prevenir el cáncer de colon. La curcumina también puede tomarse en forma de suplemento. Recuerde que es un antioxidante varias veces más potente que la vitamina E y que la piperina, un compuesto que se encuentra en la pimienta, aumenta su absorción. Debido a esto y a los increíbles beneficios para la salud de la curcumina para varias enfermedades, sugiero que tome usted de 600 a 1200 mg de cúrcuma una o dos veces por día en un suplemento que también incluya piperina para aumentar su eficacia.

MELATONINA

La melatonina hace mucho tiempo que se ha pregonado como una ayuda natural para dormir, ¿pero sabía usted que también tiene significativos beneficios anticáncer? Se ha demostrado que la melatonina mejora la función del sistema inmunológico, ayuda a los individuos a manejar el estrés, y mitiga ciertos aspectos del envejecimiento, al igual que ayuda a luchar contra enfermedades de quistes fibroquísticos de mama y cánceres de mama y de colon. También demuestra protección contra los tóxicos efectos secundarios de la quimioterapia y la terapia de radiación y mejora la curación después de cirugía contra el cáncer.[8] Quienes ya duermen bien puede que no necesiten un suplemento de melatonina para ayudar a su producción natural. Para más información sobre la melatonina, por favor refiérase a mi libro *The New Bible Cure for Sleep Disorders*. Yo normalmente recomiendo de 1 a 6 mg de melatonina disueltos en la boca antes de irse a dormir o si se despierta durante la noche (véase el Apéndice A).

INOSITOL HEXAFOSFATO (IP6)

El inositol hexafosfato (IP6) tiene fuertes funciones antioxidantes y antitumorales. Puede ser capaz de causar que células cancerígenas maduren y finalmente pasen a morir en un ciclo celular normal. El IP6 también fortalece nuestra inmunidad e impulsa la actividad y el número de nuestras células asesinas naturales (AN). Este potente antioxidante también proviene de cereales integrales, legumbres y semillas de soja. Reside en la capa de salvado del arroz y las semillas de trigo. En el maíz, se encuentra en la parte de germen del grano.

Investigadores en la Universidad de Colorado Cancer Center descubrieron que dos genes activados por el IP6 desempeñan un papel fundamental en detener el crecimiento del tumor y fomentar la apoptosis en células cancerígenas en la próstata.[9] Otro estudio ha demostrado que la regresión del tumor tuvo lugar en personas que tomaron 8 gramos de IP6 durante tres o cuatro semanas, que sería aproximadamente la cantidad que se encuentra en 340 gramos de granos de maíz. Otro beneficio es que se enlaza a ciertos metales para ayudar a desintoxicar nuestro cuerpo.

> Cómo Dios ungió con el Espíritu Santo y con poder a Jesús de Nazaret, y cómo éste anduvo haciendo bienes y sanando a todos los oprimidos por el diablo, porque Dios estaba con él.
>
> —HECHOS 10:38

El IP6 se encuentra de modo natural en todas nuestras células, pero cuando se encuentra en los alimentos está enlazado a proteínas y debe ser separado de ellas para que el cuerpo lo absorba. Sin embargo, la enzima que hace eso normalmente también lo dañará, haciendo difícil su uso en nuestro cuerpo. Esto no es un problema cuando se toma en forma pura, así que puede ser maravillosamente beneficioso como suplemento. Yo normalmente recomiendo 3.2 g de IP6 en polvo (una cucharada) tomados dos veces por día, una en la mañana y otra en la noche.

DIINDOLILMETANO (DIM) E INDOLE-3-CARBINOL (I3C)

El *indole-3-carbinol* (I3C), uno de los potentes compuestos que se encuentran en las verduras crucíferas que el cuerpo convierte en valioso diindolilmetano (DIM), también puede tomarse en forma de suplemento. El DIM es la sustancia crucífera más activa para fomentar el metabolismo del estrógeno. Aunque esto no cambia el valor del consejo de su abuela: "Cómete el brócoli, la coliflor y las coles de Bruselas", puede seguir ayudándole a obtener algunos de sus beneficios más eficaces sin batallar por masticarlos y tragarlos. Estos compuestos parecen especialmente beneficiosos para quienes tienen riesgo de cánceres impulsados por hormonas, como el de mama, próstata y cuello uterino. Debido a que modula el estrógeno, las mujeres embarazadas deberían evitar estos suplementos, pero para otras personas preocupadas por cánceres impulsados por hormonas, deberían tomar un suplemento diario de extractos de verduras crucíferas. Yo normalmente recomiendo 100 mg de DIM dos veces por día o 120 mg de IC3 dos veces por día. El DIM es más estable que el IC3, y por eso es más preferible.

D-GLUCARATO DE CALCIO

El D-glucarato de calcio es un desintoxicante natural y apoya los sistemas de desintoxicación del cuerpo. Se extrae de frutas como manzanas, naranjas y toronjas y de verduras crucíferas como el brócoli y las coles de Bruselas.

A fin de eliminar ciertas toxinas y hormonas de nuestro cuerpo, el ácido glucurónico está unido a ellas en el hígado y después es excretado en la bilis. El D-glucarato inhibe la beta-glucuronidasa, que es una enzima bacteriana que fomenta cánceres impulsados por hormonas como el de mama, próstata y colon. Puede que también reduzca el riesgo de cáncer de pulmón, hígado, piel y otros tipos de cánceres. Yo recomiendo un suplemento que incluya 200 mg de D-glucarato de calcio al día con o sin comida (véase el Apéndice A).

> Envió su palabra, y los sanó, y los libró de su ruina.
> —Salmo 107:20

Glutatión

El glutatión es el antioxidante más importante en el cuerpo. También funciona como un desintoxicante del cuerpo, neutralizando toxinas y metales pesados al igual que "apagando" radicales libres. La forma reducida del glutatión es la forma activa, y se abrevia como GSH. El glutatión es soluble en agua y está concentrado principalmente en la sangre y la parte de citoplasma de cada célula de su cuerpo. El hígado tiene la mayor concentración de glutatión por célula.

Suplementos que fomenten el glutatión en realidad descienden el glutatión en células cancerígenas y aumentan los niveles de GSH en células inmunes. Esto ayuda a alimentar el sistema inmunológico tanto para prevenir el cáncer como para luchar contra él, ya que hace a las células cancerígenas más susceptibles a cualquier tipo de terapia.

También, la vitamina D_3, según su literatura científica, disminuye los niveles de glutatión y aumenta la producción de radicales libres en todo tipo de célula cancerígena. En otras palabras, una forma en que la vitamina D_3 nos protege contra el cáncer es robando a la célula cancerígena el glutatión, el cual normalmente protege a la célula cancerígena de la destrucción.

Yo recomiendo suplementos que fomenten el glutatión a cada paciente con cáncer o a todo aquel que quiera prevenir el cáncer (véase el Apéndice A). Si desea más información sobre suplementos nutricionales y antioxidantes, por favor refiérase a *Los siete pilares de la salud*.

EL PODER DE LAS ENZIMAS

Aunque sus teorías siguen siendo muy controvertidas, la historia del dentista William Kelley es un testimonio del poder de la dieta, los nutrientes, las enzimas y la desintoxicación en el tratamiento y prevención del cáncer. Al Dr. Kelley le diagnosticaron cáncer de páncreas inoperativo en 1967 y le dijeron que sólo le quedaban meses de vida. Como respuesta, él comenzó a experimentar con el régimen de una dieta de alimentos naturales, adecuados suplementos, terapia con altas dosis de enzimas, y un programa de desintoxicación que le limpiase de toxinas. Eso le curó del cáncer mortal al que se enfrentaba. No sólo eso, sino que también vivió hasta los setenta y nueve años de edad, falleciendo finalmente en el año 2005, unos treinta y ocho después de su diagnosis. El método de Kelley también funcionó para miles de otras personas en ese tiempo. En la actualidad se sigue haciendo amplia referencia a su libro, *One Answer to Cancer*. Sus teorías estaban basadas en la obra del Dr. John Beard, quien publicó *The Enzyme Theory of Cancer* en 1911.

Kelley creía que el cáncer era una deficiencia pancreática enzimática causada porque el cuerpo estaba sobrecargado de proteínas de segunda mano (de las carnes que comemos), y así, las enzimas no eran capaces de digerir las proteínas ajenas conocidas como cáncer. Hay veintidós tipos distintos de enzimas producidas en el cuerpo, la mayoría de ellas en el páncreas. Esta producción es una de las cosas que menguan a medida que envejecemos. La deficiencia crónica de enzimas debilita el sistema inmunológico. Es posible sustituir tales enzimas mediante los alimentos que consumimos y tomar suplementos de enzimas proteolíticas y digestivas.

Las células cancerígenas, al igual que casi todos los patógenos, están encerradas en fibrina, una cubierta basada en proteína que hace difícil que el sistema inmunológico las reconozca. Es quince veces más gruesa que las membranas de las células normales. Cuando hay suficientes de esas enzimas flotando por nuestros sistemas, comerán mediante esa gruesa membrana celular y expondrán al cáncer al poder limitador del sistema inmunológico, cuando las enzimas no están ahí, los cánceres pueden no ser detectados ni detenidos.

El Dr. Nicholas González estudió la investigación y a los pacientes de Kelley mientras era estudiante de medicina, y es uno de los principales defensores de la terapia con enzimas en la actualidad. Sus pruebas con ello, sin embargo, aún tienen que ponerse a la altura de los resultados en la vida de Kelley y en las vidas de algunos de sus pacientes; así, lo que ha llegado a conocerse como "el Protocolo Kelley" aún sigue siendo muy debatido. Sigue habiendo nutricionistas, naturópatas y otros médicos nutricionales que monitorean a pacientes que siguen el Protocolo Kelley en el manejo del cáncer. Yo no recomiendo este programa a menos que esté usted siendo supervisado por un médico entrenado en el Protocolo Kelley.

Sin embargo, creo que vale la pena considerar la terapia de enzimas proteolíticas y el Protocolo Kelley, en especial lo que Kelley creía sobre los alimentos que comemos y mantener nuestro cuerpo desintoxicado. Si usted se está enfrentando al cáncer, ciertamente valdría la pena considerar más profundamente la investigación y hablar de la terapia con enzimas con un médico nutricionista. Dosis más pequeñas de enzimas digestivas puede que también tengan beneficios para la salud para quienes las ven como suplemento preventivo para tomar con las comidas.

CONSEJO QUE HA SOPORTADO LA PRUEBA DEL TIEMPO

Hace mucho tiempo, Dios le dijo al pueblo de Israel:

> Si oyeres atentamente la voz de Jehová tu Dios, e hicieres lo recto delante de sus ojos, y dieres oído a sus mandamientos, y guardares todos sus estatutos, ninguna enfermedad de las que envié a los egipcios te enviaré a ti; porque yo soy Jehová tu sanador.
>
> —Éxodo 15:26

Esta promesa es también para nosotros. Él sigue siendo el Señor que nos sana hoy, y yo creo que Él nos sigue llamando a escuchar con atención su voz y hacer lo correcto. Ese debe ser nuestro enfoque cuando se trata de todos los aspectos de la vida, incluyendo cómo actuamos, lo que comemos, y los suplementos de su creación que añadimos a nuestras dietas diarias. Aquel que tiene la patente original en el universo sigue sabiendo lo que es mejor para su creación. A la humanidad le ha llevado tiempo entenderlo y comenzar a deshacer los malos hábitos en que hemos caído a medida que nos hemos alejado de la sabiduría de Dios. No hay duda de que los caminos de Dios siguen siendo más altos que nuestros caminos, ¡aun cuando se trata de lo que comemos!

Una Oración de LA CURA BÍBLICA para usted

Padre, te doy gracias por todas las maravillosas vitaminas, minerales y nutrientes que tú pusiste en esta tierra y en sus plantas en tu plan para darme una vida larga y sana. Dame la sabiduría para entender su importancia y la disciplina diaria para tomarlos como debería. Multiplica sus beneficios en mí para darme la vida abundante que tú prometiste mediante tu Hijo Jesucristo.

Te doy gracias en su nombre, el nombre que es sobre todo nombre, Jesús. Amén.

Una receta de LA CURA BÍBLICA

Reunir sus armas nutricionales contra el cáncer

Con lo que ha aprendido hasta ahora, ya debería estar listo para cargar su arsenal de "rutina diaria de suplementos" contra el cáncer con potentes vitaminas, minerales y nutrientes. Evalúe lo bien que lo está haciendo ahora y decida aumentar su ingesta de estos valiosos extractos de alimentos en las próximas semanas. Ponga una *x* en la línea donde esté usted ahora y un ✓ en la línea de lo que quiere hacer en los próximos días.

Tomar un complejo vitamínico:

1 _____ 2 _____ 3 _____ 4 _____ 5 _____ 6 _____ 7 _____
Nunca   A veces   Con frecuencia

Tomar diariamente vitamina D_3 (2000-5000 UI por día):

1 _____ 2 _____ 3 _____ 4 _____ 5 _____ 6 _____ 7 _____
Nunca   A veces   Con frecuencia

Tomar un suplemento de resveratrol:

1 _____ 2 _____ 3 _____ 4 _____ 5 _____ 6 _____ 7 _____
Nunca   A veces   Con frecuencia

Tomar diariamente cápsulas de aceite de pescado de grado farmacéutico:

1 _____ 2 _____ 3 _____ 4 _____ 5 _____ 6 _____ 7 _____
Nunca   A veces   Con frecuencia

Tomar un suplemento de curcumina:

1 _____ 2 _____ 3 _____ 4 _____ 5 _____ 6 _____ 7 _____
Nunca   A veces   Con frecuencia

Tomar melatonina antes de ir a la cama y antes de la quimioterapia y la radiación:

1 _____ 2 _____ 3 _____ 4 _____ 5 _____ 6 _____ 7 _____
Nunca   A veces   Con frecuencia

Tomar IP6:

1 _____ 2 _____ 3 _____ 4 _____ 5 _____ 6 _____ 7 _____
Nunca   A veces   Con frecuencia

Tomar DIM y/o I3C (verdura crucífera):

1 _____ 2 _____ 3 _____ 4 _____ 5 _____ 6 _____ 7 _____
Nunca   A veces   Con frecuencia

Tomar un suplemento de D-glucarato de calcio:

1 _____ 2 _____ 3 _____ 4 _____ 5 _____ 6 _____ 7 _____
Nunca   A veces   Con frecuencia

Tomar 200 mcg de selenio por día:

1 _____ 2 _____ 3 _____ 4 _____ 5 _____ 6 _____ 7 _____
Nunca   A veces   Con frecuencia

Tomar un suplemento impulsor del glutatión:

1 _____ 2 _____ 3 _____ 4 _____ 5 _____ 6 _____ 7 _____
Nunca   A veces   Con frecuencia

Tomar grasas omega-3:

1 _____ 2 _____ 3 _____ 4 _____ 5 _____ 6 _____ 7 _____
Nunca   A veces   Con frecuencia

Tomar enzimas digestivas con las comidas:

1 _____ 2 _____ 3 _____ 4 _____ 5 _____ 6 _____ 7 _____
Nunca   A veces   Con frecuencia

Los suplementos de resveratrol, vitamina D_3, curcumina, melatonina, DIM, D-glucarato de calcio, grasas omega-3, selenio y glutatión son para la prevención del cáncer. Si usted tiene cáncer, tome lo anterior y añada IP6.

Capítulo 6

EL ESTILO DE VIDA QUE
VENCE EL CÁNCER

L A VOLUNTAD DE Dios para las personas de la tierra quedó
rápidamente demostrada en todo lo que Jesús dijo e hizo:

Y recorrió Jesús toda Galilea, enseñando en las sinagogas
de ellos, y predicando el evangelio del reino, y sanando
toda enfermedad y toda dolencia en el pueblo.
—MATEO 4:23

Uno no encuentra muchas recomendaciones en la Biblia para que las
personas hagan ejercicio, ¿verdad? ¡Claro que no! ¿Y por qué? Porque la
gente iba a todas partes caminando o montando a caballo o en burro.
No necesitaban más ejercicio porque sus vidas diarias estaban llenas de
él al trabajar en sus granjas, llevar sus productos al mercado, caminar
por la ciudad para reunirse con amigos o familiares, o trabajar en sus
tiendas, ya que las cosas se hacían a mano. Hasta cocinar comenzaba
con salir a conseguir la leña para encender el fuego. La gente en tiempos
de Jesús tenía el ejercicio incorporado en su vida, y era un beneficio
de la salud que Él nunca tuvo que mencionar. Le recomiendo encarecidamente mi libro *Get Fit and Live!* para ver ejercicios para prevenir
el cáncer. Los rebotes son especialmente importantes para el drenaje
linfático, el cual elimina desecho celular y toxinas.

Del mismo modo, hay otras modificaciones en el estilo de vida que podemos hacer además de controlar lo que comemos que nos ayudarán a mantener el cáncer fuera de nuestra vida. Vale la pena echar otro vistazo a las que están en las páginas siguientes antes de terminar nuestra discusión de *La nueva cura bíblica para el cáncer*.

Dejar de fumar

La modificación en el estilo de vida más importante para prevenir el cáncer —y otras enfermedades mortales, en realidad— es alejarse de la contaminación del aire que produce el fumar. Si es usted fumador, ¡es momento de dejar de fumar! En segundo lugar, fume usted o no, evite el aire lleno de humo de tabaco. El humo del cigarrillo llena el aire de cuatro mil productos químicos diferentes, cincuenta de los cuales se ha demostrado que causan cáncer.[1] Además, estos productos químicos desencadenan importantes reacciones de radicales libres, precisamente la tarea dañinamente celular que muta células en un principio y las hace susceptibles a la carcinogénesis.

Lo fundamental es que fumar y hasta inhalar humo en el aire acelera el envejecimiento, causa un tremendo daño de radicales libres, introduce cientos de toxinas en el cuerpo, y prepara el escenario para el cáncer. Es imperativo que dé usted pasos hoy para dejar fuera de su vida el humo de los cigarrillos para su bien, comenzando en este mismo momento.

Reducir o eliminar el consumo de alcohol

El consumo de alcohol se ha relacionado repetidamente con varios cánceres distintos, en particular de boca, de esófago, de laringe, de faringe, de mama y de hígado. Según la Sociedad Americana del Cáncer, "cuanto más bebe una persona, mayor es su riesgo de desarrollar algunos tipos de cáncer. Reducir la cantidad de alcohol que bebe una persona reducirá marcadamente el riesgo de cáncer".[2]

Si escoge usted beber alcohol, hágalo sólo con moderación, lo cual significa dos vasos o menos al día para hombres y uno o menos para mujeres. (Un vaso es 35 cl de cerveza, 12 cl de vino, 44 ml de licor de 40 grados ó 30 ml de licor de 50 grados). También sugiero beber solamente con las comidas. Personalmente, no recomiendo beber alcohol, ya que hay demasiadas personas a quienes resulta difícil detenerse después de beber uno o dos vasos. Bajo esa luz, una cápsula de Living Resveratrol tiene los beneficios para la salud de seiscientos vasos de vino tinto sin ningún efecto tóxico. Por tanto, si escoge usted no beber, como hago yo, Living Resveratrol —o cualquier otro suplemento de resveratrol— le dará todos los beneficios del vino tinto sin las desventajas de su contenido en alcohol.

SU PESO SANO ES SU MEJOR ALIADO

Aunque los investigadores siguen trabajando para resolver los entresijos de muchas de las sugerencias y estudios citados en este libro, todos ellos sí parecen estar de acuerdo al menos en un punto: el mundo occidental se está matando a sí mismo lentamente escogiendo ser obeso y demasiado sedentario. Como parte de la 100 Reunión Anual de la Asociación Americana de la Investigación del Cáncer en 2009, el nutricionista de la Escuela de Harvard de Medicina Pública, Walter Willet, presentó una visión de conjunto titulada "Dieta, Nutrición y Cáncer: La Búsqueda de la Verdad". En él decía:

> El cálculo de que la dieta contribuye aproximadamente a un 30 ó 35 por ciento de cánceres sigue siendo razonable, pero gran parte de ello está relacionado con tener sobrepeso y estar inactivo. En este punto, tener sobrepeso

está en segundo lugar detrás de fumar como una clara y evitable causa de cáncer… Las personas deberían mantenerse todo lo delgadas que puedan.[3]

Su índice de masa muscular (IMM) debería estar entre 18.5 y 24.9 como un peso sano para un adulto. Si tiene usted sobrepeso o es obeso según el IMM, cambie su dieta y lea mi libro *La dieta "Yo sí puedo" de Dr. Colbert*. También encuentre una rutina de ejercicios que pueda realizar de modo constante y lea mi libro *Get Fit and Live!* Llegar a su peso sano es una de las mejores cosas que puede usted hacer por su cuerpo para prevenir el cáncer. La grasa abdominal eleva la CPR (proteína C reactiva), y una CPR elevada está relacionada con un mayor riesgo de cáncer.

HACER EJERCICIO DIARIO

¿Con qué frecuencia hace ejercicio durante la semana? ¿Sabía que levantarse y correr, caminar o montar en bicicleta —o participar en cualquier tipo de forma de esfuerzo regular y moderada— puede ayudarle a evitar el cáncer? ¡Es momento de levantarse de ese sofá y estar activo! El ejercicio regular es una de las mejores maneras de mantener una buena salud. Además, tengo el sentimiento de que Dios se agrada en la salud de nuestros cuerpos:

> El da esfuerzo al cansado, y multiplica las fuerzas al que no tiene ningunas…pero los que esperan a Jehová tendrán nuevas fuerzas; levantarán alas como las águilas; correrán, y no se cansarán; caminarán, y no se fatigarán.
> —ISAÍAS 40:29, 31

Numerosos estudios han demostrado que las personas que hacen ejercicio regularmente tienen menores incidencias de cáncer en general.

Otra cosa estupenda del ejercicio es que hace que nuestros alimentos digeridos se muevan con mayor rapidez por el tubo digestivo. De ese modo no pueden quedarse ahí y producir toxinas potencialmente causantes de cáncer. El ejercicio también disminuye los riesgos de cánceres de endometrio y mama reduciendo la grasa corporal de la mujer (la cual produce estrógeno, que fomenta varios cánceres).

> El es quien perdona todas tus iniquidades, el que sana todas tus dolencias.
>
> —SALMO 103:3

La mejor forma de ejercicio es el ejercicio aeróbico, que incluye caminar con rapidez, bicicleta, rebotes, natación o correr. ¡Algunos médicos dicen que sólo treinta minutos de ejercicio cada dos días puede reducir el riesgo de cáncer de mama en un 75 por ciento! Mire, las células cancerígenas son anaeróbicas, lo cual significa que no se desarrollan en medios de elevado oxígeno. El ejercicio bombea oxígeno a sus células, dando a su cuerpo una capacidad añadida de ganar la guerra contra el cáncer. Le aliento a que lea *Get Fit and Live!* que incluye un capítulo entero a rutinas de ejercicios para personas que están batallando con el cáncer.

EL SUEÑO ES UNA RECOMPENSA DE LA RECTITUD; ¡Y BUENO PARA SU SISTEMA INMUNOLÓGICO!

La investigación sugiere que un sueño y descanso inadecuados pueden acortar su vida de ocho a diez años, si no más, porque usted ha debilitado su función inmunológica y probablemente disminuido su conteo de células asesinas naturales, que es su primera línea de defensa contra el cáncer.

Muchas personas piensan en el sueño como un periodo en el que todo se cierra, pero lo cierto es que su cuerpo realiza gran cantidad de trabajo de reparación y vigilancia inmunológica mientras usted está dormido. La falta de sueño también puede elevar los niveles de cortisol, el cual suprime la función inmunológica. La melatonina, un compuesto del que hablamos en el capítulo anterior, tiene propiedades anticarcinógenas y se produce mientras usted duerme, así que recortar las horas de sueño una y otra vez es con frecuencia lo que conduce a tener deficiencia de ella. No es sorprendente que la Biblia nos diga:

> Por demás es que os levantéis de madrugada, y vayáis tarde a reposar, y que comáis pan de dolores; pues que a su amado dará Dios el sueño.
> —SALMO 127:2

Todos necesitamos al menos de siete a nueve horas de sueño en la noche (ocho horas es normalmente ideal), y si usted no está durmiendo eso, no le está dando a su cuerpo el tiempo que necesita *diariamente* para repararse y rejuvenecerse a sí mismo. Si padece usted insomnio, está debilitando su sistema inmunológico y aumentando su riesgo de cáncer. Para más información sobre el insomnio, refiérase a mi libro *The New Bible Cure for Sleep Disorders*.

DEDIQUE SUS DÍAS A DIOS

¡Quiero recordarle que siga orando y buscando a Dios mientras hace estos cambios en su dieta y su estilo de vida! Aprenda una lección del profeta:

Al sentir que se me iba la vida, me acordé del Señor, y mi oración llegó hasta ti.

—JONÁS 2:7, NVI

Aunque no tenga deseos de orar, siga acercándose al trono de la gracia cada día; sus oraciones sí llegan delante del Señor tanto como lo hacen sus diarias decisiones y conducta. Sé que puede ser difícil. Si tiene usted alguna forma de cáncer, el dolor y la debilidad pueden producir olas de desánimo. Pero quienes escribieron la Biblia aprendieron sobre Dios de las mismas maneras en que usted y yo aprendemos sobre Él. A veces también se desalentaban y tenían temor, por eso David escribió estas palabras de verdad y aliento:

Claman los justos, y Jehová oye, y los libra de todas sus angustias. Cercano está Jehová a los quebrantados de corazón; y salva a los contritos de espíritu. Muchas son las aflicciones del justo, pero de todas ellas le librará Jehová.

—SALMO 34:17-19

Estas son palabras ciertas por las cuales vivir.

Una oración de **LA CURA BÍBLICA** para usted

Padre, guía mis días y mis pasos a medida que yo busco seguirte con todo mi corazón. Mantenme libre de la enfermedad, especialmente de cualquier forma de cáncer que intentase evitar que cumpla todo lo que tú me has llamado a hacer en esta tierra. Guíame a caminar en salud divina y en maneras que prevengan la enfermedad y que nunca sea un problema. Sana mi mente y mis actitudes tanto como mi cuerpo, y hazme un ejemplo de todo lo que yo debería ser como tu seguidor. A medida que te amo con toda mi alma, mi mente, mi corazón y mis fuerzas, fortalece cada una de esas áreas mediante el poder de tu Espíritu. Te pido esto en el nombre que es sobre todo nombre, Jesucristo, mi Señor y Salvador. Amén.

Una receta de **La Cura Bíblica**
¿Qué necesita?

La promesa de la Escritura es clara cuando se trata de orar por lo que usted necesite. Esto se aplica a todas sus circunstancias, hasta cuando se enfrenta al cáncer y busca sanidad. Escuche las palabras de Jesús: "Y yo os digo: Pedid, y se os dará; buscad, y hallaréis; llamad, y se os abrirá. Porque todo aquel que pide, recibe; y el que busca, halla; y al que llama, se le abrirá" (Lucas 11:9-10). Piense en lo que usted más necesita a fin de aplicar estas palabras a su vida en estos tiempos. Marque las líneas siguientes con las palabras concretas que denoten su necesidad particular:

I   Necesito más INFORMACIÓN sobre salud o perspectiva sobre la voluntad de Dios.

V   Necesito más VALENTÍA para enfrentarme a mi enemigo, el cáncer.

C   Necesito más COMPROMISO para poder ser disciplinado y hacer buenas elecciones.

F   Necesito más FE para creer las promesas de Dios y perseverar en mis pruebas.

(Yo puedo conquistar el temor)

_____ Cuando oiga sobre nuevos tratamientos, medicinas y terapias

_____ Cuando su médico diga que necesita usted quimioterapia

_____ Cuando se sienta impaciente con el tiempo de Dios

_____ Cuando haya experimentado otro revés en su salud

_____ Cuando esté deprimido debido al estrés y el dolor del cáncer

_____ Cuando deba mudarse a un nuevo lugar por motivos de salud

_____ Cuando se preocupe por poder enfermarse (o estar más enfermo)

_____ Cuando no pueda comer las cosas que quiera

_____ Cuando tenga que hacer cambios en su estilo de vida debido a la enfermedad

_____ Otro: _____

Piense: ¿Qué cosas ayudan más cuando está usted desalentado en sus batallas? ¿Qué primeros pasos puede usted dar en este momento para perseguir al menos una de esas cosas?

Yo les digo a los pacientes a quienes han diagnosticado cáncer que reformulen el modo en que ven el diagnóstico de cáncer. En lugar de sentirse temeroso, ansioso y desesperanzado con la diagnosis del cáncer, declare con valentía: "Dios puede responder", y estará viendo el cáncer desde el punto de vista de Dios o desde la perspectiva de Dios. Ya no diga más: "Tengo cáncer". Diga: "Dios puede responder".

Capítulo 7

HÁGASE UN CHEQUEO DEL ALMA, Y DÉ UN PASEO

ALGUIEN DIJO UNA vez que la mejor manera de salir es siempre pasar a través, y eso es cierto en su lucha contra el cáncer. Al combinar los alimentos y nutrientes naturales de Dios con sus recetas positivas para la mente, las emociones y el espíritu, usted puede edificar un potente sistema inmunológico que pueda golpear al cáncer y hacerlo caer de rodillas. Ninguna toxina será capaz de obtener ventaja en su cuerpo, y el temor no tendrá lugar alguno en su mente.

La nueva cura bíblica para el cáncer ofrece una respuesta valiente y sin temor para afrontar los desafíos del cáncer, y esa respuesta incluye fe en las poderosas promesas de la Palabra viva de Dios.

TOME CINCO AHORA

Hemos hablado sobre varios alimentos y suplementos a lo largo de este libro, los cuales se enfocan en fortalecer y proteger su cuerpo físico, ¿pero qué toma usted para la mente y el espíritu, que son dos de las otras partes de usted que afectan mucho a su bienestar general? Considere las siguientes seis sugerencias:

1. Tome refugio en las Escrituras. La Palabra de Dios rompe el poder destructivo de ciertas emociones mortales, como temor, ira, odio, resentimiento, amargura y vergüenza. Le aliento a que cite pasajes bíblicos relacionados con ellas al menos tres veces por día de manera continuada. También, lea y medite en pasajes de la Biblia como 1 Corintios 13, el capítulo sobre la definición de amor de Dios, ya que no hay mayor fuerza en el universo que el poder del amor de Dios. Puede romper la atadura de cualquier emoción destructiva.

2. Adopte actitudes positivas. Relacionado con la lectura de las Escrituras está la práctica de revestirse de emociones positivas y sanas como amor, gozo, paz, paciencia, benignidad, bondad y dominio propio. Sabemos que ciertas emociones están relacionadas con una menor función inmunológica. Enfocar la vida con la actitud bíblica le ayudará a evitar los efectos dañinos del estrés, el temor y la preocupación. Hace varias décadas, S. I. McMillen, autor del éxito de ventas *None of These Diseases* [Ninguna de estas enfermedades], confirmó lo que estoy diciendo:

> ¡La paz no viene en cápsulas! Esto es lamentable, pues la ciencia médica reconoce que emociones [dañinas] como: temor, tristeza, envidia, resentimiento y odio son responsables de la mayoría de nuestras enfermedades. Los cálculos varían, desde el 60 por ciento hasta casi el 100 por ciento.[1]

3. Tome tiempo para ofrecer una bendición. Naturalmente, yo recomiendo que todo el mundo bendiga sus alimentos antes de comerlos. Bendecir los alimentos y después escoger comer alimentos poco sanos no es probable que le proteja, ya que Gálatas 6:7 dice: "No os engañéis; Dios no puede ser burlado: pues todo lo que el hombre sembrare, eso también segará". Demasiados cristianos están bendiciendo alimentos tóxicos regularmente. Ponga sobre el altar los azúcares, alimentos muy glicémicos y los fritos, y escoja la vida abundante comiendo más alimentos vivos. Todos damos un tropezón a veces, y debido a eso necesitamos recordar constantemente apoyarnos en la fortaleza y sabiduría de Dios más que en ninguna otra cosa. Simplemente perdónese a usted mismo por tropezar y afirme su compromiso a seguir una dieta sana.

4. Practique el perdón y la gratitud. Después de perder a su hijo Dirk en un trágico accidente, el oncólogo alemán, Ryke Geerd Hamer, desarrolló carcinoma testicular. La relación entre la pérdida y la enfermedad le inspiró a realizar una amplia investigación en miles de pacientes de cáncer, llegando a la conclusión de que todos habían sufrido alguna conmoción o trauma antes de su enfermedad. La investigación de Hamer mostró que una grave conmoción o trauma causa un foco de actividad en el cerebro denominado HH (Hamerschenherd), el cual aparece en un escáner como círculos concéntricos con su centro en un punto preciso del cerebro. En cuanto el HH aparece, el órgano controlado por esa parte del cerebro registra una transformación funcional (un crecimiento, pérdida de tejido o pérdida de función). Si el trauma es resuelto, según Hamer, el proceso cancerígeno o necrótico es revertido para reparar el daño y devolver la salud al paciente.

En mi consulta, abordo los traumas del pasado de los pacientes al igual que les guío en lo que yo denomino "terapia del perdón" como parte de su tratamiento. Hablo de las conexiones entre las emociones y el cuerpo en varios de mis libros, incluyendo la actitud de gratitud, la cual aparta sus ojos de cualquier circunstancia que esté usted afrontando y los pone en el Libertador de las malas circunstancias y el Sanador de las enfermedades. Recomiendo que comience cada día identificando al menos veinte o treinta cosas concretas, tanto grandes como pequeñas, por las cuales esté usted agradecido. Puede hacerlo con su familia cuando estén desayunando o a solas cuando se esté preparando para su día. Cuando lo hace, prepara el tono de sus conversaciones y pensamientos diarios que le mantendrá consciente de lo maravillosa que es la vida realmente caminando en el sendero ordenado por Dios para usted. El estrés realmente no puede obtener ventaja en usted si hace esto cada día.

5. Tome una pausa para reír. Algunos de nosotros apenas nos reímos, especialmente los pacientes de cáncer. Algunos no se han reído en años, pero necesitamos hacerlo con frecuencia. De hecho, una de las mejores maneras de prevenir el cáncer es la risa. El libro de Proverbios dice: "El corazón alegre constituye buen remedio; mas el espíritu triste seca los huesos" (Proverbios 17:22). Un estrés excesivo es bastante peligroso porque aumenta nuestros niveles de cortisol, los cuales normalmente suprimen el sistema inmunológico. Yo recomiendo reírse a carcajadas diez veces por día a todos mis pacientes de cáncer y a los pacientes que quieren prevenir el cáncer. Las risas a carcajadas aumentan las células asesinas naturales, que es nuestra primera línea de defensa contra el cáncer. También reduce el estrés y normalmente mejora el sueño, que son potentes luchadores contra el cáncer.

Aunque no hay duda alguna de que el ambiente y los genes juegan un importante papel en nuestra vulnerabilidad al cáncer y otras enfermedades, el ambiente emocional que nosotros creamos en nuestro cuerpo puede activar mecanismos de destrucción o de reparación.[2]

Es cierto, nuestras emociones funcionan como medicinas buenas o malas. ¡Y la risa es realmente la mejor medicina! Ver películas divertidas, ir a clubs de comedia donde haya un buen humor limpio, contar chistes y sencillamente disfrutar de la vida es la mejor receta para estimular el sistema inmunológico. Comediantes como George Burns, Bob Hope y Red Skelton tenían todos ellos cien años de edad cuando fallecieron. Burns abusó de su cuerpo durante gran parte de esos cien años fumando, bebiendo y en juergas. Sin embargo, ¡puede ser que viviese tanto tiempo porque tenía un corazón alegre!

COBRE ALIENTO PARA EL MAÑANA

Además de enfocarse en todos los pasos nutricionales que puede usted dar para batallar contra el cáncer, es esencial mantener un corazón esperanzado. Como ha visto, la guerra contra el cáncer no es, de ninguna manera, una empresa sin esperanza. Siga siendo curioso sobre las cosas que puede hacer para prevenirlo. Persiga esas cosas; haga esos cambios; permanezca gozoso en el amor de Dios. No tengo ninguna duda de que si hace usted eso, la gran promesa de Dios será verdad para usted:

> Tu luz despuntará como la aurora, y al instante llegará tu sanidad; tu justicia te abrirá el camino, y la gloria del Señor te seguirá.
>
> —Isaías 58:8, nvi

Una oración de **La Cura Bíblica** para usted

Padre, tú eres la fuente de mi salud y la alegría de mi corazón. La sabiduría con la cual tú creaste mi cuerpo y las cosas que hay en la tierra que lo alimentan y lo fortalecen están por encima de toda maravilla. La ciencia sólo puede esperar descubrir algún día todos los milagros que tú pusiste en los alimentos y nutrientes diarios.

No sólo eso, sino que también el fruto de tu Espíritu es la fortaleza de mis huesos y el bienestar de mi cuerpo y de mi alma. Seguirte a ti es una bendición en cada paso.

Por favor, dame sabiduría no sólo en cuanto a cómo vivir en la plenitud de salud que es tu promesa, sino también para extender esa salud, sanidad y salvación a otras personas que me rodean. Gracias porque puedo ser tu hijo y beneficiarme de las maravillas de tu creación.

Te alabo, Padre, en el nombre de tu Hijo, mi divino Sanador, Jesucristo. Amén.

Una receta de LA CURA BÍBLICA

Su chequeo del alma

¿Cuáles son los tres pasajes de la Escritura que han impactado su vida a medida que leyó este libro?

1. _____

2. _____

3. _____

Enumere tres características de una actitud positiva que quiera que Dios desarrolle más en su vida.

1. _____

2. _____

3. _____

¿Qué formas de ejercicio se comprometerá a seguir regularmente desde hoy en adelante?

1. _____

2. _____

3. _____

Una nota personal
DE DON COLBERT

DIOS DESEA SANARLE de la enfermedad. Su Palabra está llena de promesas que confirman su amor por usted y su deseo de darle su vida abundante. Su deseo incluye algo más que la salud física para usted; Él quiere que usted también sea sano en su mente y su espíritu mediante una relación personal con su Hijo Jesucristo.

Si usted no ha conocido a mi mejor amigo, Jesús, me gustaría aprovechar esta oportunidad para presentárselo. Es muy sencillo. Si está usted preparado para permitir que Él entre en su vida y se convierta en su mejor amigo, lo único que necesita es hacer esta oración sinceramente:

> *Señor Jesús, quiero conocerte como mi Salvador y Señor. Creo que tú eres el Hijo de Dios y que moriste por mis pecados. También creo que resucitaste de la muerte y ahora estás sentado a la diestra del Padre orando por mí. Te pido que perdones mis pecados y cambies mi corazón para que pueda ser tu hijo y vivir contigo eternamente. Gracias por tu paz. Ayúdame a caminar contigo para que pueda comenzar a conocerte como mi mejor amigo y mi Señor. Amén.*

Si ha hecho esta oración, acaba de tomar la decisión más importante de su vida. Me alegro con usted en su decisión y su nueva relación con Jesús. Por favor, póngase en contacto con mi editora en pray4me@strang.com para que podamos enviarle algunos materiales que le ayudarán a consolidarse en su relación con el Señor. Esperamos oír de usted.

APÉNDICE A

Los suplementos se enumeran por orden alfabético:

- Brócoli germinado: OncoPLEX; disponible en www.drcolbert.com

- Comprimidos de cilantro: disponible del Dr. Omura en www.micint.com

- Complejo vitamínico: Divine Health Multivitamin, Living Multivitamin; disponible en www.drcolbert.com

- Enzimas digestivas: Divine Health Digestive Enzymes con HCL; disponible en www.drcolbert.com

- DIM: Breast Protect; disponible en www.drcolbert.com

- Aceite de pescado (grado farmacéutico, no rancio): Living Omega y Divine Health PUre (180 mg EPA/120 mg DHA); disponible en www.drcolbert.com

- Suplemento que fomenta el glutatión: Max GXL; disponible en www.max.com. Utilice número de distribución 231599.

- Green superfood: disponible en www.drcolbert.com

- IP6: disponible en www.drcolbert.com

- Protocolo Kelley: contacte con Pam McDougal, consultor nutricional, en (208) 424-7600

- MAP: tome de cinco a siete comprimidos; disponible en www.drcolbert.com

- Melatonina, 3 mg: Divine Health Melatonin; disponible en www.drcolbert.com

- Tira de pH: disponible en www.drcolbert.com

- Proteína vegetal: Life's Basic Protein; disponible en www.drcolbert.com

- Resveratrol: Living Resveratrol; disponible en www. drcolbert.com

- Vaxa Buffered pH: disponible en www.drcolbert.com

- Vitamina D_3, 2000 UI: disponible en www.drcolbert. com

- Suero de proteína: Enhanced Whey Protein, no desnaturalizado; disponible en www.drcolbert.com

APÉNDICE B

Alimentos alcalinos	
Verduras	Alfalfa • Hierba de centeno • Remolacha • Brócoli • Col • Zanahorias • Coliflor • Apio • Clorela • Berza • Pepino • Berenjena • Ajo • Judías verdes • Guisantes • Col rizada • Lechuga • Champiñones • Hierba de mostaza • Cebollas • Pimientos • Calabaza • Rábano • Naba • Espinacas, brotes verdes • Batatas • Tomates • Berro • Hierbas silvestres • Pasto de trigo
Frutas	Manzana • Albaricoque • Aguacate • Plátano • Bayas • Moras • Arándanos • Cantalupo • Cerezas, amargas • Coco, fresco • Pasas • Dátiles, secos • Higos, secos • Uvas • Toronja • Melón • Limón • Lima • Nectarina • Naranja • Melocotón • Pera • Piña • Uvas pasas • Frambuesas • Fresas • Mandarina • Tomate • Frutas tropicales • Melón
Granos	Mijo
Frutos secos	Almendras • Castañas
Edulcorantes	Stevia
Especias y Aderezos	Pimienta • Canela • Curry • Hierbas de jengibre (todas) • Mostaza • Sal marina
Otros	Agua alcalina antioxidante • Vinagre de manzana • Huevos de pato • Jugo de frutas recién exprimido • Ghee (manteca clarificada) • Jugos verdes • Agua mineral • Huevos de codorniz • Productos lácteos agriados • Jugos de verduras
Minerales	Calcio: pH 12 • Cesio: ph 14 • Magnesio: pH 9 • Potasio: pH 14 • Sodio: pH 14

Alimentos Ácidos	
Verduras	Maíz • Aceitunas • Calabaza de invierno
Frutas	Frutas en conserva • Arándanos
Granos Productos de Granos	Cebada • Avena, salvado • Trigo, salvado • Pan • Maíz • Harina de maíz • Galletas saladas • Harina de trigo • Harina blanca • Macarrones • Fideos • Arroz (todos) • Pasteles de arroz • Espaguetis de centeno • Espelta • Germen de trigo • Trigo
Frijoles y Legumbres	Frijoles negros • Garbanzos • Judías blancas • Judías pintas - Semillas de soja • Frijoles blancos
Lácteos	Mantequilla • Queso • Queso, procesado • Helado • Leche helada
Frutos secos y Mantequillas	Nueces de Brasil • Avellanas • Legumbres • Mantequilla de cacahuate • Cacahuates • Pacanas • Piñones • Nueces
Proteína animal	Beicon • Ternera • Carpa • Almeja • Bacalao • Carne encurtida • Pescado • Eglefino • Cordero • Langosta • Mejillones • Vísceras • Ostra • Lucio • Cerdo • Conejo • Salmón • Sardinas • Salchichas • Venera • Mariscos • Gambas • Atún • Pavo • Venado
Grasas y aceites	Aceite de almendras • Mantequilla • Aceite de canola • Aceite de maíz • Aceite de cártamo • Aceite de sésamo • Aceite de girasol • Todos los fritos
Edulcorantes	Jarabe de maíz • Azúcar
Otros alimentos	Ketchup • Cacao • Café • Mostaza • Pimienta • Refrescos • Vinagre
Medicinas y Productos químicos	Aspirina • Químicos • Medicinas • Drogas psicodélicas • Herbicidas • Pesticidas • Tabaco

APÉNDICE C

DETECCIÓN PRECOZ MEDIANTE EXPLORACIONES

L A DETECCIÓN PRECOZ es muy importante. Usted necesita conocer su historial familiar y hacerse chequeos regulares y análisis exploratorios de cáncer. Las pautas para exploraciones de la Sociedad Americana del Cáncer (ACS) incluyen:

- Mamogramas anuales comenzando a los cuarenta años de edad

- Exámenes clínicos de mama cada tres años para mujeres en edades comprendidas entre los veinte y los treinta y nueve años y cada año para mujeres de cuarenta o más

- Exámenes autoexploratorios, comenzando a los veinte años de edad

- Análisis regulares para cáncer de colon, como colonoscopia y colonoscopia virtual, para hombres y mujeres de cincuenta años de edad o más. (Para una lista completa de análisis, visite www.cancer.org).

- Exploraciones anuales de cáncer de cuello del útero después de los veintiún años de edad y análisis Pap cada dos años. Después de los treinta, los análisis Pap deberían hacerse cada tres años, más el análisis del papiloma virus humano (HP).

- A los cincuenta años de edad, los hombres deberían hablar con su médico sobre un análisis de sangre PSA con o sin un examen rectal para detectar cáncer de próstata. Si está usted en riesgo debido a la etnia o su historial familiar, haga esto a los cuarenta y cinco años de edad.

La exploración de indicador de cáncer también está disponible por medio de American Metabolics. Su página web es www.caprofile.net, o puede llamar al 954.919.4814.

NOTAS

Introducción: Una nueva cura bíblica con nueva esperanza para el cáncer

1. American Cancer Society, *Cancer Facts and Figures 2009* (Atlanta, GA: American Cancer Society Inc., 2009), pp. 1–3.
2. National Cancer Institute, "Cancer Trends Progress Report—2009/2010 Update", 15 de abril de 2010, http://progressreport.cancer.gov/highlights.asp (accesado 2 de junio de 2010).
3. Richard Béliveau and Denis Gingras, *Foods to Fight Cancer* (New York: DK Publishing, 2007), p. 15.

Capítulo 1— Aplastar la rebelión de las células

1. Esta cita puede encontrarse en muchas páginas de citas en la Internet.
2. National Cancer Institute, "Quitting Smoking: Why to Quit and How to Get Help", 17 de agosto de 2007, http://www.cancer.gov.cancertopics/factsheet/tobacco/cessation (accesado 18 de junio de 2010).
3. Béliveau and Gingras, *Foods to Fight Cancer*, p. 15.
4. Environmental Working Group, "Ethyl Benzene", http://www.ewg.org/bodyburden/cheminto.php?chemid+90001 (accesado 20 de mayo de 2006); Christian Nordqvist, "High Benzene Levels Found in Some Soft Drinks", *Medical News Today*, 20 de mayo de 2006, http://www.medicalnewstoday.com/healthnews.php?newsid=43763 (accesado 2 de agosto de 2006).
5. Agency for Toxic Substances and Disease Registry (ATSDR), "ToxFAQs for Tetrachloroethylene (PERC)", Septiembre 1997, http://www.atsdr.cdc.gov/facts18.html (accesado 7 de agosto de 2006).
6. Béliveau y Gingras, *Foods to Fight Cancer*, p. 15.
7. Esta cita puede encontrarse en muchas páginas de citas en la Internet.

Capítulo 2—El plan dietético para derrotar el cáncer

1. MedicalNewsToday.com, "Mediterranean-style Diet Reduces Cancer and Heart Disease Risk", 26 de junio de 2003, http://www.medicalnewstoday.com/articles/3835.php (accesado 2 de junio de 2010).
2. Antonia Trichopoulou, Pagona Lagiou, Hannah Kupeer, y Dimitrios Trichopoulos, "Cancer and the Mediterranean Dietary Traditions", *Cancer Epidemiology, Biomarkers & Prevention 9* (Septiembre 2009): p. 869.
3. C. Caygill, A. Charlett, and M. Hill, "Fat, Fish, Fish Oil and Cancer", *British Journal of Cancer 74*, no. 1 (1996): pp. 159–164.
4. Pollution in People, "PCBs and DDT: Banned but Still With Us", Julio de 2006, http://www.pollutioninpeople.org/toxics/pcbs_ddt (accesado 17 de agosto de 2006).
5. Clara Felix, *All About Omega-3 Oils* (Garden City, NY: Avery Publishing, 1998), p. 32.

CAPÍTULO 3—LOS DIECISÉIS PRINCIPALES ALIMENTOS DEL DR. COLBERT PARA LUCHAR CONTRA EL CÁNCER Y PREVENIRLO

1. Holly Wagner, "Black Raspberries Show Multiple Defenses in Thwarting Cancer", *Research News*, Ohio State, 28 de octubre de 2001, http://researchnews.osu.edu/archive/canberry.htm (accesado 2 de junio de 2010).

2. Linda B. von Weymarn, Jamie A. Chun, y Paul F. Hollenberg, "Effects of Benzyl and Phenethyl Isothiocyanate on P450s 2A6 and 2A13: Potential for Chemoprevention in Smokers", *Carcinogenesis 27*, no. 4 (Abril 2006): pp. 782–790.

3. Bettuzzi S. School of Medicine, University of Parma, Italy; Jay Brooks, chairman, hematology/oncology, Ochsner Clinic Foundation Hospital, New Orleans; 19 de abril de, 2005, presentación, American Association for Cancer Research, reunion anual, Anaheim, CA.

4. Thomas A. Gasiewicz, "Receptor-mediated Modulation of Gene Expression and Association with Biological and Toxic Responses", University of Rochester Medical School, 20 de agosto de 2009, http://www2.envmed.rochester.edu/envmed/ehsc/gasiewicz.html (accesado 2 de junio de 2010).

5. I. Takahashi, M. Matsuzaka, T. Umeda, et al., "Differences in the Influence of Tobacco Smoking on Lung Cancer Between Japan and the USA: Possible explanations for the 'Smoking Paradox' in Japan", *Public Health 123*, no. 6 (Junio 2009): pp. 459–460.

6. Katarina Augustsson, Dominique S. Michaud, Eric B. Rimm, et al., "A Prospective Study of Fish and Marine Fatty Acids and Prostate Cancer", *Cancer Epidemiology, Biomarkers & Prevention 12* (Enero 2003): 64. Leonard Kaizer, Norman F. Boyd, Valentina Kriukov, and David Tritchler, "Fish Consumption and Breast Cancer Risk: An Ecological Study", *Nutrition and Cancer* 12, no. 1 (1989): pp. 61–68.

7. Dagrun Engeset, Vegard Andersen, Anette Hjartaker, and Eiliv Lund, "Consumption of Fish and Risk of Colon Cancer in the Norwegian Women and Cancer Study", *British Journal of Nutrition 98*, no. 3 (2007): pp. 576–582.

8. M. A. Gates, A. F. Vitonis, S.S. Tworoger, et al., "Flavonoid Intake and Ovarian Cancer Risk in a Population-based Case-control Study", *International Journal of Cancer* 124, no. 9 (15 de abril de 2009): pp. 1918–1925.

9. Johns Hopkins Medicine, "Cancer Protection Compound Abundant in Broccoli Sprouts", Johns Hopkins Medicine nota de prensa, 15 de septiembre de 1997, http://www.hopkinsmedicine.org/press/1997/SEPT/970903.HTM (accesado 2 de junio de 2010).

10. Gabriel Cousens, "A Healthy Perspective of Sprouts", como se cita en Ellen Schutt, "Proteins and Vitamins and Enzymes, Oh Sprouts!" *Nutraceuticals World*, Mayo de 2006, http://www.synergyproduction.com/pages/Sprouts-Article.pdf (accesado 2 de junio de 2010).

11. Béliveau and Gingras, *Foods to Fight Cancer*, p. 102.

12. Ibíd., p. 136.

13. S. E. McCann, P. Muti, D. Vito, S.B. Edge, M. Trevisan, y J. L. Freudenheim, "Dietary Lignan intakes and Risk of Pre- and Postmenopausal Breast Cancer", *International Journal of Cancer* 111, no. 3 (1 de septiembre de 2004): pp. 440–443.

14. F. Boccardo, G. Lunardi, P. Guglielmini, et al., "Serum Enterolactone Levels and the Risk of Breast Cancer in Women with Palpable Cysts", *European Journal of Cancer* 40, no. 1 (Enero 2004): pp. 84–89.

15. Milly Dawson, "Flaxseed: Protection Against Cancer, Heart Disease, and More", *Life Extension*, Octubre 2008, http://www.lef.org/LEFCMS/aspx/printversionmagic. aspx?cmsID=116030 (accesado 22 de junio de 2010).

16. Béliveau and Gingras, *Foods to Fight Cancer*, p. 141.

17. Adam Hayashi, Aric C. Gillen, y James R. Lott, "Effects of Daily Oral Administration of Quercetin Chalcone and Modified Citrus Pectin on Implanted Colon-25 Tumor Growth in Balb-c Mice", *Alternative Medicine Review* 5, no. 6 (2000): pp. 546–552.

18. Béliveau and Gingras, *Foods to Fight Cancer*, p. 151.

19. Laurence N. Kolonel, Jean H. Hankin, Alice S. Whittemore, et al., "Vegetables, Fruits, Legumes and Prostate Cancer: A Multiethnic Case-Control Study", *Cancer Epidemiology, Biomarkers & Prevention* 9, no. 8 (1 de agosto de 2000): pp. 795–804.

20. A. H. Wu, R. G. Ziegler, P. L. Horn-Ross, et al., "Tofu and Risk of Breast Cancer in Asian-Americans", *Cancer Epidemiology, Biomarkers & Prevention* 5, no. 11 (Noviembre 1996): pp. 901–906.

21. J. R. Zhou, L. Yu, Y. Zhong, et al., "Inhibition of Orthotopic Growth and Metastasis of Androgen-Sensitive Human Prostate Tumors in Mice by Bioactive Soybean Components", *The Prostate* 53, no. 2 (1 de octubre de 2002): pp. 143–153.

22. Institute for Responsible Technology, "Genetically Modified Soy Linked to Sterility, Infant Mortality", http://www.responsibletechnology.org/utility/ showArticle/?objectID=4888#hair (accesado 25 de mayo de 2010).

CAPÍTULO 4—ALIMENTOS QUE NUTREN EL CÁNCER A EVITAR

1. Esta cita puede encontrarse en muchas páginas de citas en la Internet.

2. ScienceDaily.com, "Does Sugar Feed Cancer?" 18 de agosto de 2009, http://www. sciencedaily.com/releases/2009/08/090817184539.htm (accesado 22 de junio de 2010).

3. Roxanne Nelson, "Soft Drink Consumption Linked to Pancreatic Cancer", Medscape. com, February 10, 2010, http://www.medscape.com/viewarticle/716806 (accesado 2 de junio de 2010).

4. Cal Streeter and Michael Epitropoulos, "Detoxification in Relationship to Alkaline- and Acid-forming Foods", *Dynamic Chiropractic*, 21 de octubre de 2002, http://www. dynamicchiropractic.com/mpacms/dc/article.php?id=15419 (accesado 3 de junio de 2010).

5. Tullio Simoncini, *Cancer Is a Fungus* (n.p.: Edizioni, 2007).

CAPÍTULO 5—NUTRIENTES QUE LE PROPORCIONAN UNA VENTAJA EXTRA

1. Jean Anderson and Barbara Deskins, *The Nutrition Bible* (New York: William Morrow and Co., 1995), p. 319.

2. Edward Giovannucci, Meir J. Stampfer, Graham A. Colditz, et al., "Multivitamin Use, Folate and Colon Cancer in Women in the Nurses' Health Study", *Annals of Internal Medicine* 129, no. 7 (1 de octubre de 1998): pp. 517–524.

3. Alexis Black, "The Mineral Selenium Proves Itself as Powerful Anti-Cancer Medicine", NaturalNews.com, January 4, 2006, http://www.naturalnews.com/016446_selenium_nutrition.html (accesado 22 de junio de 2010).

4. S. Y. Yu, B. L. Mao, P. Xiao, et al., "Intervention Trial With Selenium for the Prevention of Lung Cancer Among Tin Miners in Yunnan, China. A Pilot Study", *Biological Trace Element Research* 24, no. 2 (Febrero 1990): pp. 105–108.

5. MedicalNewsToday.com, "Vitamin D for Cancer Prevention", 7 de febrero de 2007, http://www.medicalnewstoday.com/articles/62413.php (accesado 3 de junio de 2010).

6. Suzan Clarke, "In Tests, Vitamin D Shrinks Breast Cancer Cells", ABCNews.com, February 22, 2010, http://abcnews.go.com/print?id=9904415 (accesado 22 de junio de 2010).

7. MedicalNewsToday.com, "Vitamin D for Cancer Prevention".

8. Eileen M. Lynch, "Melatonin and Cancer Treatment," *Life Extension*, Enero 2004, http://www.lef.org/magazine/mag2004/jan2004_report_melatonin_01.htm (accesado 21 de junio de 2010).

9. Barbara L. Minton, "IP6 Is Highly Effective Alternative Treatment for Cancer," NaturalNews.com, April 1, 2009, http://www.naturalnews.com/025975_IP6_cancer_cells.html (accesado 3 de junio de 2010).

CAPÍTULO 6—EL ESTILO DE VIDA QUE VENCE EL CÁNCER

1. QuitSmokingStop.com, "Chemicals in Cigarettes", http://www.quit-smoking-stop.com/harmful-chemicals-in-cigarettes.html (accesado 3 de junio de 2010).

2. American Cancer Society, "Alcohol and Cancer", http://www.cancer.org/downloads/PRO/alcohol.pdf (accesado 31 de mayo de 2010).

3. Zosia Chustecka, "AACR 2009: Diet, Nutrition, and Cancer—Don't Trust Any Single Study", *Medscape Today*, 22 de abril de 2009, http://www.medscape.com/viewarticle/701722 (accesado 3 de junio de 2010).

CAPÍTULO 7—HÁGASE UN CHEQUEO DEL ALMA Y DÉ UN PASEO

1. S. I. McMillen, *None of These Diseases* (Westwood, NJ: Revell, 1963), p.7.

2. Bernie S. Siegel, *Peace, Love, and Healing* (New York: Harper and Row, 1989), p. 35.

El Dr. Don Colbert nació en Tupelo, Mississippi. Estudió en la Escuela de Medicina Oral Roberts en Tulsa, Oklahoma, donde obtuvo una licenciatura de ciencias en biología además de su título en medicina. El Dr. Colbert completó sus prácticas y su residencia en el Florida Hospital en Orlando, Florida. Es un médico certificado en medicina de familia y medicina antienvejecimiento, y ha recibido una amplia formación en medicina nutricional.

Si le gustaría tener más
información sobre sanidad natural y divina,
o información sobre
productos nutricionales *Divine Health*,
puede ponerse en contacto con el Dr. Colbert en:

DON COLBERT, MD
1908 Boothe Circle
Longwood, FL 32750
Teléfono: 407-331-7007 (sólo para pedidos de productos)
La página web del Dr. Colbert es:
www.drcolbert.com

Aviso: el Dr. Colbert y el personal de Divine Health Wellness Center tienen prohibido tratar una enfermedad médica del paciente por teléfono, fax o correo electrónico. Por favor, refiera las preguntas relacionadas con su enfermedad médica a su propio médico de atención primaria.

LIBROS EN ESPAÑOL DEL DR. DON COLBERT:

La cura bíblica para el DDA y la hiperactividad ISBN: 978-0-88419-900-7

La cura bíblica para el síndrome premenstrual ISBN: 978-0-88419-820-8

La cura bíblica para la acidez y la indigestión ISBN: 978-0-88419-802-4

La cura bíblica para la artritis ISBN: 978-0-88419-803-1

La cura bíblica para la depresión y la ansiedad ISBN: 978-0-88419-805-5

La cura bíblica para la diabetes ISBN: 978-0-88419-800-0

La cura bíblica para la presión alta ISBN: 978-0-88419-824-6

La cura bíblica para las alergias ISBN: 978-0-88419-822-2

La nueva cura bíblica para las enfermedades del corazón ISBN: 978-1-61638-093-9

La cura bíblica para los dolores de cabeza ISBN: 978-0-88419-821-5

La cura bíblica para perder peso y ganar músculo ISBN: 978-0-88419-823-9

La cura bíblica para los problemas de la próstata ISBN: 978-1-59979-409-9

La cura bíblica para el resfriado, la gripe y la sinusitis ISBN: 978-1-59979-407-5

La cura bíblica para el estrés ISBN: 978-1-59979-408-2

La cura bíblica para la menopausia ISBN: 978-1-59979-410-5

La cura bíblica para la pérdida de la memoria ISBN: 978-1-59979-406-8

La cura bíblica para el colesterol alto ISBN: 978-1-59979-405-1

Buena salud a través de la desintoxicación y el ayuno ISBN: 978-1-59185-978-9

Los siete pilares de la salud ISBN: 978-1-59979-036-7

La dieta "Yo sí puedo" de Dr. Colbert ISBN: 978-1-61638-038-0